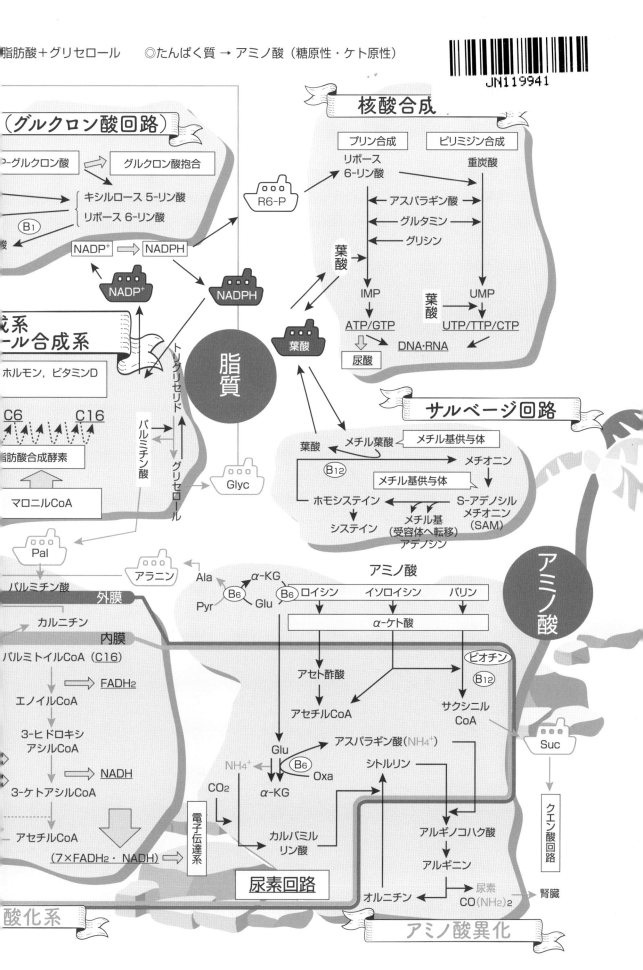

Nブックス

生化学の基礎

編著 岡　純・曽根英行・沼田卓也

共著 大西淳之・加藤真由子・神山　伸・萱嶋泰成・小玉智章
惟村直仁・治京玉記・萩原民雄・平田孝治・森本千恵

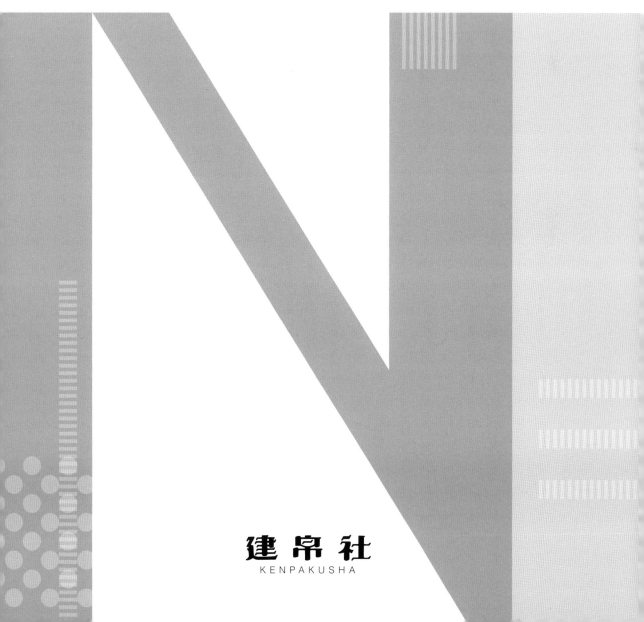

建帛社
KENPAKUSHA

はしがき

　生化学は，栄養士・管理栄養士養成課程の専門科目を学ぶ上で基礎となる科目の１つであるにもかかわらず，高校で生物・化学を履修していないなど多くの学生が生化学を苦手としており，例えば栄養士養成課程において学習到達度をはかる指標ともなる栄養士実力認定試験においても，正答率が低いという状況にある。

　そのような状況下で，各大学・短期大学・専門学校などの先生方からは，コンパクトで理解しやすく，学生が意欲をもって学習できる教科書を求める声が，近年多くあがっている。

　そこで，現状に即し，正確で必要な内容を，平易かつコンパクトにまとめた生化学の教科書が必要であると考え，本企画を立ち上げ，建帛社の編集者と３名の編者が集まり編集会議を開催し，①正確な記述，②平易な記述，③コンパクトな書籍という３点の基本コンセプトとそれを具現化するための方策，および項目案の策定などを行った。

　①に関しては，教科書としては当然のことではあるが，編者，著者による念入りな校正により間違いのない記述を追求した。

　②であるが，まとまった文章を理解することが困難な学生が多い傾向があるため，図表を多数掲載し，それを中心に据えて学生の視点に立ったわかりやすい記述にすることにより，生化学についての正確な理解が得られることを目指した。

　章立て項目は，前出の栄養士実力認定試験の出題ガイドラインをベースとして，管理栄養士養成も含め大学，短期大学，専門学校での生化学の講義の実情を鑑みて考案した。

　各章の基本構成は，冒頭にその章で学ぶことの全体像をインデックス的に示した"本章で学ぶこと"と，章の重要事項を概念的に示した図"ふんわり理解！"を掲載して学習内容の全体的イメージを提示し，各項目においては基礎的内容を最初に図とともに簡潔に記述して，応用・発展的な内容は後半に補足的に記述するかたちをとった。各章末には学習内容の理解を確認する演習問題を配した。

　また，表紙の裏側の見返しに，代謝の全体像と経路がわかる代謝マップ，アミノ酸の一覧，肝臓での代謝の空腹時と摂食後の比較の図を掲載した。

　その他，重要語句，難解な用語などは巻末に用語集としてまとめて掲載・解説し，全章に渡って横断的に使用できるよう工夫をした。

③については，しっかりとした内容が担保される前提で，昨今の経済的な状況から可能な限り価格を抑えた教科書を求める声が多いため，その需要に応えるべく内容を精査し，ボリュームおよび価格を抑えることに留意した。

今回，『N ブックス　生化学の基礎』を刊行するにあたり，全国の栄養士・管理栄養士養成課程で実際に生化学を講義されている若手，中堅，ベテランの先生方に執筆をお願いした。日頃の学生の疑問や勉学の上でのつまずきをよくご承知の先生方には，わかりやすく，そして興味がもてるように執筆していただき，厚くお礼申し上げる。

学生のみなさんが，生化学の栄養学における位置づけを考えながら本書を使い，楽しんで勉強してくださることを，編者一同，願っている。

2020 年 2 月

編者一同

生化学を学ぶにあたり

1. なぜ，生化学を？

　栄養士・管理栄養士養成課程で学ぶみなさんは，栄養士・管理栄養士の資格を取得し人々の「食と健康」にかかわる業務に従事することを目指している。

　栄養士になるための6つの法令規定科目，および管理栄養士国家試験ガイドラインのうち，「人体の構造と機能」の教育内容に生化学が含まれている。様々な科目のなかでも，生化学は難しい，苦手だと感じている学生は多い。

　しかし，栄養学の諸課題に取り組むために，体内で生体物質がエネルギーと絡み合いながら変化する過程を知ることは必要である。物質（構造）を知り，その変化（代謝）を知り，その変化を推し進める力（酵素）を知るのが「生化学」の学修なのである。

2. 食べること

　ヒトは食べないと生きていけない。では，何のために食べるのか？　その答えは，200年以上前のラボアジェの実験にある。ラボアジェは，ヒトを対象として吸気の中の酸素の量と呼気の中の二酸化炭素の量，その間になされた仕事の量をはかり，熱機関の中で燃料が酸化されて仕事がなされると同じように，ヒトの体の中では毎日食べている食べ物がゆっくり酸化されて生命活動が行われていることを明らかにした。

3. 生化学の歴史

　杉晴夫は『栄養学を拓いた巨人たち』[1]で，栄養学の成立を歴史的にたどり，生化学がどのような位置を占めるのかを解説している。以下，その著書より「生化学」の歴史を概観しよう。

(1) 消化・吸収と三大栄養素

　まず，日々必要な食べ物の「消化」とは化学作用であると考えられた。19世紀初頭，化学者たちは「消化」を研究対象とする生理学に興味をもち，他方，生理学者たちは体内の化学反応を研究する重要性を認識し，両者の互いの協力により「生化学」という分野が生まれた。

　生化学の成立とともに，科学者たちは「栄養素」の存在に気づき，三大栄養素の糖質，脂質，たんぱく質が取り上げられた。

（2）ビタミンの発見

　19世紀半ばには，細菌学研究が隆盛をきわめた。多くの病原菌が発見され，人々は病気には必ず病原菌が存在すると信じた。ところが，ヨーロッパ諸国の活動が世界に広がるにつれ，長期間航海する船乗りたちは「壊血病」に苦しめられた。この病気は，原因となる病原菌がみつからなかった。三大栄養素のほかに，生命の維持に不可欠の「未知の微量物質」があるのではないかという問いがビタミンなどの発見に結びつく。特に20世紀初頭は，ビタミンの時代である。各種のビタミンの発見によって，多くの研究者がノーベル賞を受賞している。

（3）代謝研究＝「生化学」

　20世紀の前半には実験技術が発達し，研究者たちは体内に取り入れられた栄養素が燃焼するしくみを次々と解明していった。ここで中心になるのは，栄養素としての糖質が完全燃焼して二酸化炭素と水になる過程である。「解糖」と「クエン酸回路」，さらに，これらの過程で大量に産生される「生体内のエネルギー通貨」，アデノシン三リン酸（ATP）の発見である。また，脂質やたんぱく質がクエン酸回路に投入される過程や「ATP産生工場」としてのミトコンドリアにおける電子伝達系の機構などが解明された。この分野こそが「生化学」である。そして，この分野でもまた多くの研究者がノーベル賞を受賞した。さらに，このような三大栄養素の代謝経路の随所で必要なのが，すでに発見されていたビタミンだったのである。

4.「生命科学」につなげる

　生化学実験では，生体高分子化合物などを対象に生体内の化学反応を試験管内で再現しながらメカニズムを解明する。2018年ノーベル生理学・医学賞受賞者の本庶佑京都大学特別教授は大学院生として生化学の研究室で研究生活をスタートした。本庶は著書『がん免疫療法とは何か』[2]で，生命を分子で理解するという夢は，「組み換えDNA技術，遺伝子破壊技術，DNA塩基配列の解読技術，顕微鏡の進歩，タンパク質構造解析法の進歩」などの技術革新によって現実になったと記している。

　学生のみなさんには生化学を学修し，栄養学からさらに生命を分子で理解する「生命科学」に興味や知識を広げてもらいたい。

参考文献

1 ）杉　晴夫：『栄養学を拓いた巨人たち「病原菌なき難病」征服のドラマ』，講談社ブルーバックス，2013

2 ）本庶　佑：『がん免疫療法とは何か』，岩波新書，2019

第 1 章

人体の構造と機能

　ヒトの体は，様々な種類の細胞60兆個からなり，階層的に細胞→組織→器官（器官系）→個体の順で構成される。細胞は，核，細胞質，細胞膜からなる。

本章で学ぶこと ••

1. 人体の構成
- 器官は，複数の組織からなり，消化器系など一連の働きをする器官系を構成する。
- 組織は，同じかたちや働きをする細胞の集りで，上皮，支持，筋，神経組織がある。
- 細胞は，核，細胞質，細胞膜で構成される。細胞質は，細胞の中の核を除いた部分で，核以外の細胞内小器官とサイトゾル（細胞質ゾル）がある。
- 細胞内小器官は，たんぱく質の合成など一定の働きをする構造体である。
- 生体膜は，主にリン脂質による脂質二重層で，細胞膜と細胞内小器官の膜がある。
- 生体膜には輸送体や受容体があり，細胞内外での物質や情報のやり取りを仲介する。

2. 生体成分
- 生体成分の約60%は水分で，それ以外にたんぱく質，脂質，炭水化物，核酸がある。
- 生体成分の構成単位は，アミノ酸，脂肪酸，単糖，ヌクレオチドである。

ふんわり理解！ 人体構成の概略

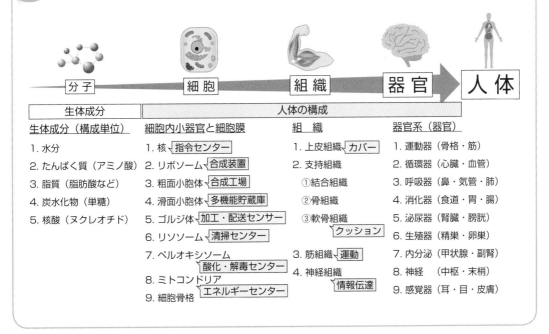

1. 人体の構成：器官，組織

1.1　器官，組織

（1）器官（臓器），器官系

　人体には，胃や心臓，肺のような様々な器官がある。器官は，2種類以上の組織が集まり，独立した形態でそれぞれ特有の働きをする。働きによって器官をまとめたものが器官系であり，消化器系や循環器系など個体を維持するための一連の働きをする（表1-1）。

表1-1　器官系の種類と働き，構成する主な器官

器官系		主な働き	主な器官
運動器系	骨格系	身体を支え，動かすための基盤	骨，軟骨，靭帯，関節
	筋系	骨格に付着し，運動するために収縮	骨格筋，心筋，平滑筋
循環器系		血管系とリンパ系（体液循環）	心臓，血管，リンパ管
呼吸器系		酸素の供給と二酸化炭素の排出	鼻，咽頭，気管，気管支，肺
消化器系		食物の消化と吸収	口，食道，胃，小腸，大腸，肝臓，膵臓
泌尿器系		老廃物を尿として排出	腎臓，尿管，膀胱
生殖器系		生殖細胞をつくり，子孫を増やす	精巣，精管，卵巣，卵管，子宮
内分泌系		ホルモンの産生と分泌	下垂体，甲状腺，副腎，膵臓
神経系		外部からの刺激の伝達，各部の運動と機能の調節	中枢神経（脳，脊髄），末梢神経（運動神経，感覚神経，自律神経）
感覚器系		外界の刺激を受容し，神経系へ伝達	目，耳，鼻，舌，皮膚

（2）組　　織

　組織は，同じかたちや性質をもった細胞の集まりで，細胞外マトリックス（細胞外基質）と一緒に1つのまとまった働きをする。役割によって上皮組織，支持組織，筋組織，神経組織の4つに分けられる（表1-2）。

表1-2　組織の種類と働き

組織		主な働き
上皮組織		身体の内外の表面を細胞の層で覆う組織。器官の保護，栄養や酸素の吸収。腺上皮は，内分泌腺と外分泌腺で種々の物質を産生
支持組織	結合組織	組織や器官の間を多種類の細胞と細胞外基質〔膠原（コラーゲン）線維や弾性（エラスチン）線維，ヒアルロン酸など〕で埋めて結合
	骨・軟骨組織	骨（骨基質）と軟骨（軟骨基質）。器官の保護や身体を支える
筋組織		収縮性たんぱく質（アクチンとミオシンによる筋フィラメント）をもつ筋線維（筋細胞）の集合体。横紋筋と平滑筋がある
神経組織		中枢神経（脳，脊髄）と末梢神経（体性神経系と自律神経系）。末梢からの情報を中枢へ，中枢からの指令を末梢へ伝達

1）上皮組織

　上皮組織は，皮膚や消化管の内側など器官の内外を覆う上皮（被蓋上皮：器官の保

表1-3　上皮組織の種類と働き

配列	かたち		特徴と主な働き		器官
単層	扁平		特徴：扁平な細胞が1層に並ぶ 働き：物質交換（酸素など），内外の障壁	交換	血管（内皮），肺胞
	立方		特徴：立方形の細胞が1層に並ぶ 働き：腺の導管，内外の障壁	導管	尿細管，甲状腺濾胞
	円柱		特徴：円柱状の細胞が1層に並ぶ 働き：物質の吸収と分泌（栄養素など）	吸収	胃，小腸，大腸
重層	扁平		特徴：表面付近で扁平，深部で立方・円柱な細胞が重なって並ぶ（重層） 働き：保護（物理的刺激，化学的刺激）	保護	表皮（皮膚），口腔，食道，腟
	円柱		特徴：円柱状の細胞が重なって並ぶ 働き：内外の障壁，導管	障壁	結膜
多列線毛			特徴：高さの異なる細胞が重なり合い多層のように並ぶ（偽重層）。線毛をもつ。 働き：運搬（粘液や微細な粒子）	運搬	鼻腔，気管，精管
移行			特徴：尿の充満状態に応じて細胞が変形（膨張・収縮）する。 働き：貯蔵（尿），内外の障壁	貯蔵	膀胱，尿管

護，吸収上皮：栄養などの吸収，呼吸上皮：酸素などのガス交換，感覚上皮：音や臭い，味など感覚の感知）と，消化液，唾液，ホルモン，汗などを分泌する**腺上皮**（外分泌腺と内分泌腺）がある。

　細胞のかたちにより**扁平上皮，立方上皮，円柱上皮**，並び方（配列）により**単層上皮，重層上皮**に分けられる。また，多層にみえるがすべての細胞が基底膜と接している上皮として，**多列線毛上皮**と**移行上皮**がある。移行上皮は，管の伸び縮みでかたちが変わり，収縮時には5～6層，膨張時には2～3層となる（表1-3）。

2）支 持 組 織

　支持組織は，各組織や器官の間を結びつけ，身体を支えてかたちを保つ働きがある。細胞外基質とその中に散在する細胞によって①結合組織，②骨組織，③軟骨組織の3つに分けられる。細胞外基質には，細胞が分泌する**コラーゲン**（膠原線維：伸びにくい・引っ張りに強い）や**エラスチン**（弾性線維：伸縮する），**ムコ多糖**（ヒアルロン酸，コンドロイチン硫酸：保水性・弾力性），リン酸カルシウムなどがある。

① **結合組織**　　結合組織は，上皮組織が接する基底膜の下にあり，ほぼ全身に存在する。多種類の細胞（線維芽細胞，マクロファージ，形質細胞，肥満細胞）が散在し，組織の結合と支持のほか，代謝や免疫などの働きもある。

　また，結合組織は，細胞外基質や線維の種類の違いから，疎性結合組織と密性結合組織に分けられる。疎性結合組織は，全身に分布している。ムコ多糖など粘性のある

コロイド状の組織液の中に膠原線維（コラーゲン線維）や弾性線維（エラスチン線維）がまばらに存在する。一方，密性結合組織は，腱や靭帯に存在する。強靭なコラーゲン線維が密集し，組織液が少ない。

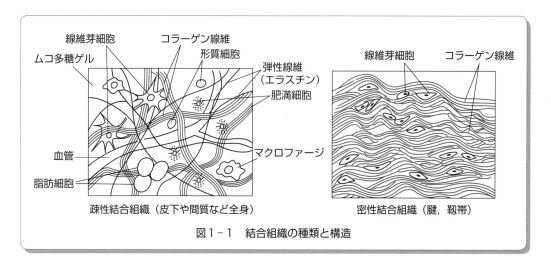

図1-1　結合組織の種類と構造

② **骨組織**　細胞（骨芽細胞，骨細胞，破骨細胞）と基質（コラーゲン線維，リン酸カルシウム）からなる強固な構造で，身体を支える役割をする。骨芽細胞は，骨基質を分泌して新たな骨をつくり，骨細胞となる。破骨細胞は，骨を溶かして，骨の新陳代謝や血液中のカルシウム濃度を調節する。

③ **軟骨組織**　軟骨芽細胞，軟骨細胞と軟骨基質（コラーゲン線維，弾性線維，**プロテオグリカン**：ムコ多糖を含むたんぱく質）からなる。軟骨組織は，ゲル状で保水性の高いプロテオグリカンによって特有の硬さと弾力性を示す。

3）筋　組　織

筋組織は，**筋線維**（筋細胞：細長い線維状の細胞）の集まりで，**筋フィラメント**（アクチンとミオシン）の収縮によって身体を動かす役割をする。身体の運動にかかわる**骨格筋**，心臓を動かす**心筋**，消化管や血管の内壁で，管の収縮や蠕動運動にかかわる**平滑筋**がある。

表1-4　筋組織の種類と働き

筋組織の種類		横紋	核の数	主な働き	分布
骨格筋	随意筋	あり	多数	強力で急速な収縮・弛緩	骨格筋
心筋	不随意筋	あり	1個 まれに2個	隣接細胞と同調した収縮 一定のリズムで拍動	心臓
平滑筋		なし	1個	遅い収縮・弛緩（蠕動運動）	消化管，血管

骨格筋は，自分の意志で動かすことができる（随意筋）。心筋と平滑筋は，**自律神経系**で調節されており，意識的に動かすことができない（不随意筋）。骨格筋と心筋

には横紋がある（横紋筋）。骨格筋の筋細胞には多くの核がある（多核細胞）。

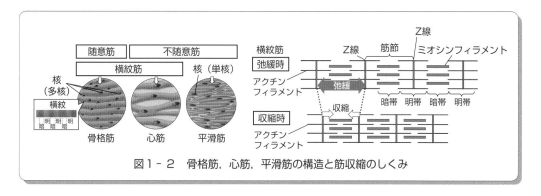

図1-2　骨格筋，心筋，平滑筋の構造と筋収縮のしくみ

4）神 経 組 織

　神経組織は，神経系をつくり，体の働きを調節するための情報の処理と伝達を行う。神経系には，脳・脊髄からなる**中枢神経系**とそれ以外の**末梢神経系**がある。中枢神経系は情報を処理・伝達する司令塔の役割を，末梢神経系は末梢で受け取った情報を中枢に伝え，中枢からの指令を身体の各部に伝える役割をもつ。

　末梢神経系には，身体の機能を維持する**自律神経系**と，感覚・運動にかかわる**体性神経系**がある。自律神経系は**交感神経系**と**副交感神経系**に，体性神経系は**感覚神経系**と**運動神経系**に，分けられる。体性神経系が**随意的**な神経系であるのに対し，自律神経系は自分の意志では調節できない**不随意的**な神経系である（図1-3）。

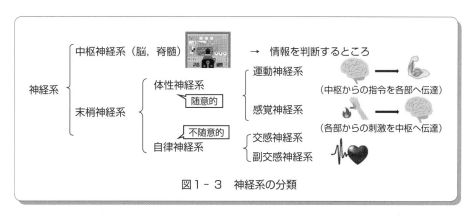

図1-3　神経系の分類

2. 人体の構成：細胞（細胞内小器官と生体膜）

2.1　細胞と細胞内小器官

　細胞は生命の基本単位であり，ヒトの身体は200種類以上60兆個の細胞で構成される。細胞は核，細胞質，細胞膜からなり，細胞質は，核以外の細胞内小器官とそれ以外の領域であるサイトゾルに分けられる。

（1）細胞内小器官

　細胞内小器官は，核，リボソーム，小胞体（粗面・滑面），ゴルジ体（ゴルジ装置），リソソーム，ペルオキシソーム，ミトコンドリア，細胞骨格（微小管，中間径フィラメント，アクチンフィラメント）からなる。それぞれたんぱく質の合成や栄養素の代謝など細胞の活動に必要な特定の働きをする（図1-4）。

　特に，核→リボソーム→粗面小胞体→ゴルジ体→微小管は，互いに隣接して存在し，一連の流れで遺伝情報からたんぱく質を合成・加工・輸送する。

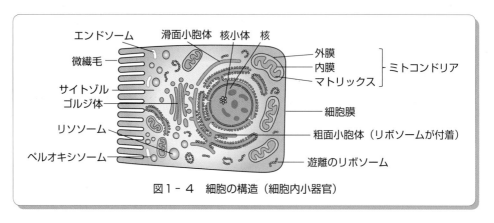

図1-4　細胞の構造（細胞内小器官）

1）核（指令センター）

　核は，二重の核膜で覆われており，遺伝情報の本体であるDNA（クロマチン）と核小体（仁）を保管している。核膜には核膜孔がある。核内では，DNAからメッセンジャーRNA（mRNA）やトランスファーRNA（tRNA）が，核小体ではリボソームRNA（rRNA）が合成される（転写）。これらのRNAは核膜孔を通って，細胞質へ移動する（第9章参照）。

2）リボソーム（たんぱく質合成装置）

　リボソームは，雪だるまのような大小2つのたんぱく質とリボソームRNAからなる。メッセンジャーRNAの情報をもとにたんぱく質を合成する（翻訳）。粗面小胞体に付着した結合型と付着しない遊離型がある。

　結合型で合成されたたんぱく質は，小胞にパッケージングされ，細胞膜や細胞外へ輸送される（リボソーム→粗面小胞体→ゴルジ体）（図1-5）。

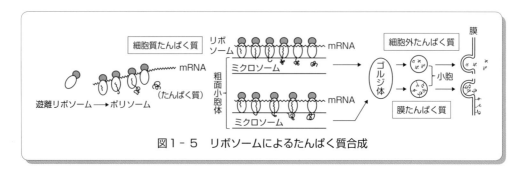

図1-5　リボソームによるたんぱく質合成

3）粗面小胞体（たんぱく質合成工場）

粗面小胞体は，リボソームが表面に付着した小胞体である。リボソームでつくられたたんぱく質を取り込み，小胞でパッケージングして，**輸送小胞**としてゴルジ体へ輸送される。たんぱく質合成を効率よく行うため，核を取り囲むように分布している。

4）滑面小胞体（多機能貯蔵庫）

滑面小胞体は，多くの酵素を有し，細胞によって異なる働きをする。脂肪細胞やステロイド産生細胞では中性脂肪やコレステロール，ステロイドホルモンなどの**脂質成分の合成**，肝細胞では**毒物の解毒**（グルクロン酸抱合）や**糖新生**（グルコース 6-ホスファターゼ）にかかわる。また，Ca^{2+} **貯蔵庫**として細胞内 Ca^{2+} 濃度を調節する。特に，筋細胞の小胞体は Ca^{2+} 貯蔵に特化している。

5）ゴルジ体（加工・配送センター）

ゴルジ体は，数層に重なった平らな袋状とその周辺にある小さな袋（ゴルジ小胞）からなる。粗面小胞体から送られた輸送小胞を受け取り，たんぱく質への糖鎖付加（**加工**）と種類ごとの分別（**濃縮**）を行う。その後，ゴルジ小胞として細胞外や細胞膜，リソソームなどそれぞれの目的地へ輸送される。

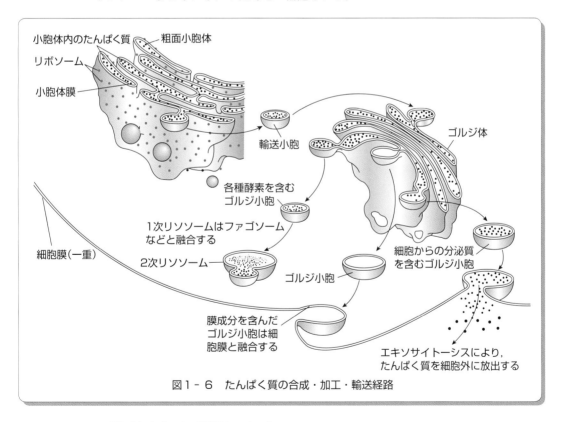

図1-6　たんぱく質の合成・加工・輸送経路

6）リソソーム（清掃センター）

リソソームは，多くの**加水分解酵素**（たんぱく質，脂質，糖質，核酸の分解酵素）を有し，細胞内外の不要なもの（たんぱく質や異物，病原体など）を**分解**する。飢餓の際

には，自身の細胞内小器官を包み込んだ小胞（ファゴソーム）と融合してたんぱく質を分解し，エネルギー源となるアミノ酸を生成する（オートファジー）。

7）ペルオキシソーム（酸化・解毒センター）

ペルオキシソームは，過酸化水素（H_2O_2）を産生する多くの酸化酵素と H_2O_2 を分解する酵素カタラーゼ，ペルオキシダーゼを含んでいる。極長鎖脂肪酸（炭素数22以上）の β 酸化など様々な酸化反応が行われ，多くの H_2O_2 が生成する。有害な H_2O_2 をカタラーゼなどで速やかに水と酸素に分解・無毒化する。

8）ミトコンドリア（エネルギーセンター）

ミトコンドリアは，二重のミトコンドリア膜で覆われており，内膜はクリステと呼ばれるひだ状の構造をとっている。クエン酸回路や電子伝達系などのエネルギー生成系があり，栄養素から多くのアデノシン三リン酸（ATP）を生成する。細胞内には，数千個のミトコンドリアが存在する。独自の環状 DNA（ミトコンドリア DNA）をもち，自己複製することができる。

9）細胞骨格

細胞骨格は，太い微小管（25nm），中間径フィラメント（10nm），細いアクチンフィラメント（6nm）の3種類の線維状たんぱく質からなる。支柱や保定ロープのように細胞質内に網目状に張り巡らされ，細胞のかたちの維持，細胞内小器官の固定，物質の移動にかかわる。微小管は，中心体から細胞の四方に延び，細胞のかたちを整えるとともに，ゴルジ小胞が細胞膜直下まで移動するレールとして働く。

2.2　生　体　膜

生体膜は，細胞や細胞内小器官を覆う膜で，外部と内部を隔てる壁の役割をする。加えて，膜たんぱく質による物質の輸送（受動輸送，能動輸送）や受容体を介した外部からの情報の伝達など様々な働きがある。

（1）生体膜の構造

生体膜の主成分は脂質で，親水性のリン酸部位を外側に向け，疎水性の脂肪酸部位を内側に向けて，脂質二重層を形成している（図1-7）。

親水性部位を外側に向けることで細胞内外の水溶性の環境になじみやすくし，疎水性部位を内向きにすることで細胞内外の環境を分離する。生体膜は，リン脂質の他にコレステロールやたんぱく質，糖質で構成される。

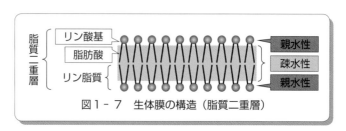

図1-7　生体膜の構造（脂質二重層）

生体膜中の脂質とたんぱく質は，膜の中を動くことができる（膜の流動性）。リン脂質の脂肪酸が**不飽和脂肪酸**（体温下で液体）の場合，膜の流動性は大きくなる。**コレステロール**は，体温下でも固体のため，流動性を下げ，膜を安定化する。

（2）生体膜での物質の輸送

生体膜は，細胞の内外を脂質二重層で隔てている。そのため，疎水性物質は簡単に透過できるが，たんぱく質などの高分子化合物や，Na^+（イオン），グルコース，アミノ酸などの親水性の物質は透過できない。これらの物質は，生体膜に存在する輸送たんぱくを利用して通過することになる（選択的透過性）（図1−8）。

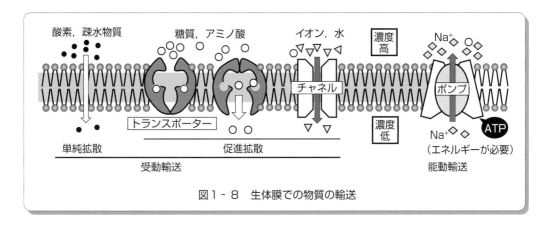

図1−8　生体膜での物質の輸送

1）受動輸送（輸送方向：濃度［高］→［低］，エネルギー：不要）

細胞内外での物質の濃度差を利用して，高濃度から低濃度の方向へ濃度勾配に従って輸送する仕組みである（単純拡散と促進拡散）。エネルギーは必要としない。

① **単純拡散**　酸素分子や二酸化炭素分子，脂溶性ビタミンなどの疎水性物質は，脂質二重層を透過できるため，高濃度側から低濃度側へ濃度勾配に従い輸送される。

② **促進拡散**　グルコース，アミノ酸や水，Na^+（イオン）などの親水性物質は，膜に存在する輸送たんぱく質を利用して生体膜を透過する。輸送たんぱく質には，**トランスポーター**と**チャネルたんぱく質**がある。

○**トランスポーター**：グルコースやアミノ酸を運搬する。内側に基質の結合する部位がある。基質が結合すると，反対側のゲートが開き，透過する。

○**チャネルたんぱく質**：Na^+やCa^{2+}などのイオン（イオンチャネル）や水（水チャネル）を輸送する。弁（フタ）のついた管状の構造（孔）をしている。生理活性物質などの刺激によって弁が開いたときのみ濃度勾配に従って透過する。

2）能動輸送（輸送方向：濃度［低］→［高］，エネルギー：使用）

ATP（エネルギー）を使用して，濃度勾配に逆らって輸送する仕組みである。輸送たんぱく質には**イオンポンプ**がある。代表的なイオンポンプとして，ナトリウム−カリウムポンプ（Na^+/K^+ATPase）がある。細胞内からNa^+をくみ出し，細胞外か

らK⁺を取り込み，細胞内外でのNa⁺（外140mM，内15mM）とK⁺（外4.5mM，内140mM）の濃度差を保つ働きをする。2つの物質をそれぞれ反対方向に運ぶ仕組みを対向輸送という。

3）膜動輸送（サイトーシス：エンドサイトーシス，エキソサイトーシス）

細胞膜を介して，たんぱく質のような高分子化合物を輸送する仕組みで，主に**エンドサイトーシスとエキソサイトーシス**がある。エンドサイトーシスは，細胞外の物質を細胞膜で包んで外側から内側へ取り込む仕組みをいう。エキソサイトーシスは，細胞内の膜小胞で包まれた物質を，膜小胞と細胞膜を融合することで内側から外側へ放出する仕組みをいう（図1-9）。

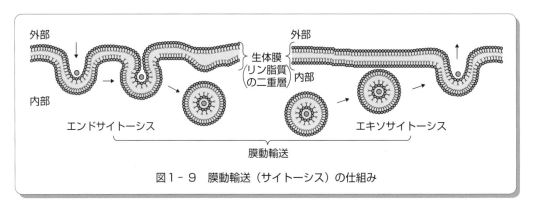

図1-9　膜動輸送（サイトーシス）の仕組み

3. 生体成分の概要

ヒトの身体の約60%は水分である。残りの生体成分は，約17%がたんぱく質，15%が脂質，7%が無機質（ミネラル），糖質は1%しかない。それぞれの構成単位は，糖質，アミノ酸，脂肪酸，グリセロール，ヌクレオチド（単糖，塩基，リン酸）などである（表1-5）。

表1-5　人体を構成する生体成分

生体成分	含有量	成分元素	構成単位	主な機能
たんぱく質	17%	C, H, O, N, S	アミノ酸	筋肉，軟骨，酵素など
脂質	15%	C, H, O	脂肪酸など	エネルギー，細胞膜（リン脂質）など
炭水化物	1%	C, H, O	単糖	エネルギーなど
核酸	微量	C, H, O, N, P	ヌクレオチド	DNA，RNAなど
無機質（ミネラル）	7%	Ca, P, K, S, Na, Cl, Mgなど		骨，代謝反応の補助

人体を構成する元素は，酸素（65%），炭素（18%），水素（10%），窒素（3%）の4元素で約96%を占める。カルシウムやリンなどの無機質は4%しかない。

次の文章のなかから正しいものをすべて選びなさい。

①組織には，上皮組織，支持組織，筋組織，粘膜組織の４つがある。

②小腸や大腸など消化管の上皮組織は単層扁平上皮で，主な働きは吸収である。

③皮膚や食道の上皮組織は重層扁平上皮で，主な働きは保護である。

④膀胱や尿管の上皮組織は移行上皮で，主な働きは貯蔵である。

⑤筋組織は，骨格筋，心筋，平滑筋の３つで，骨格筋のみ横紋がある。

⑥リソソームは，たんぱく質合成の場である。

⑦滑面小胞体では，ステロイドホルモンなど脂質成分が合成される。

⑧生体膜は脂質二重層で構成され，内部は親水性である。

⑨細胞膜には不飽和脂肪酸も利用され，膜の流動性に関与する。

⑩濃度勾配に従い ATP を使用して物質を輸送する仕組みを受動輸送という。

⑪脂溶性ビタミンは，輸送たんぱく質を利用して細胞膜を透過する。

⑫人体を構成する主な４つの元素は，炭素，水素，酸素，リンである。

解答：③ ④ ⑦ ⑨

第 2 章

糖質の構造と機能

糖質とは，炭水化物の一種で炭素を含む有機化合物である。ヒトにとって主要なエネルギー源となる（第6章「糖質の代謝」）。

本章で学ぶこと

- 糖質の定義：炭水化物のうち，人体に吸収されてエネルギーとなるもの
- 糖質は，単糖類，二糖類，多糖類，複合糖質に分類される
- 単糖には異性体があり，ほとんどがD型
- 五炭糖以上の単糖は，鎖状構造と環状構造をとる
- 代表的な単糖類：グルコース，フルクトース，ガラクトース，リボース，デオキシリボース
- 代表的な二糖類：マルトース，スクロース，ラクトース
- 代表的な多糖類：デンプン，グリコーゲン，セルロース

糖質の定義

有機化合物
炭素［C］を含んだ化合物
（メタン，プロパンなど）

アルコール
炭化水素の水素原子をヒドロキシ基［-OH］で置換した化合物
（エタノール，グリセリンなど）

炭水化物
炭素と水が結合した化学式で表される化合物［$C_m(H_2O)_n$］
（セルロースなど）

糖質
炭水化物のうち体内に吸収されてエネルギー源となり得る化合物
（デンプンなど）

（*糖類）
単糖類，二糖類
（グルコース，ラクトースなど）

*糖類：食品の栄養成分表示などでは，糖質のうち単糖類と二糖類を合わせて「糖類」としている。

1. 糖質とは

　炭素を含む有機化合物のなかのアルコール[*1]の一種で，炭素（C）と水（H_2O）が結合した化合物である炭水化物[*2]［$C_m(H_2O)_n$］のうち，体内に吸収されてエネルギーとなり得る化合物が糖質である（前頁，ふんわり理解）。炭素数は3個以上で，2個以上のヒドロキシ基（-OH）とアルデヒド基（-CHO）またはケトン基（>C＝O）をもつ（図2-1）。ヒトを含む動物にとっては，主に体内のエネルギー源となる（グルコース，グリコーゲン）。植物にとっては体構成成分（セルロース）や貯蔵物質（デンプン）となる。

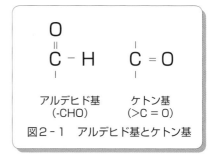

アルデヒド基　　　　ケトン基
（-CHO）　　　　（>C＝O）
図2-1　アルデヒド基とケトン基

[*1] アルコール：一般的にはお酒に含まれているエタノールを中心とした化合物のことを指す。しかし，本来は「炭化水素の水素原子をヒドロキシ基［-OH］で置換した化合物」であり，多くの有機化合物がこのグループに属する。

[*2] 炭水化物：一般的に，または厚生労働省の食事摂取基準などでは，糖質と食物繊維を区別せずに炭水化物と呼び，糖質として区別されないことが多い。しかし，栄養学では炭水化物のうち体内でエネルギーとなるものを糖質として，炭水化物という総称とは区別する。

2. 糖質の特徴

2.1　基本単位と分類

　糖質の基本となる分子は，加水分解によってそれ以上簡単な化合物とならない「単糖」であり，もっている官能基の種類によって大きく2つに分類される。アルデヒド基（-CHO）を1個もつグループを**アルドース**，ケトン基（>C＝O）を1個もつグループを**ケトース**という（表2-1）。

表2-1　アルドース，ケトースに分類される主な単糖類

炭素数	アルドース （アルデヒド基［-CHO］）をもつ	ケトース （ケトン基［>C＝O］）をもつ
三炭糖（トリオース）	グリセルアルデヒド	ジヒドロキシアセトン
五炭糖（ペントース）	リボース，デオキシリボース	リブロース
六炭糖（ヘキソース）	グルコース，ガラクトース	フルクトース

　単糖はまた，構成している炭素原子の個数でも分類される。炭素数3個の三炭糖は**トリオース**，炭素数5個の五炭糖は**ペントース**，炭素数6個の六炭糖は**ヘキソース**と呼ばれる（表2-1）。最小炭素数の単糖は炭素数3個のトリオースで，アルデヒド基（-CHO）をもつグリセルアルデヒドと，ケトン基（>C＝O）をもつジヒドロキシアセトンである[*3]（図2-2）。

[*3] グリセルアルデヒドとジヒドロキシアセトン：それぞれのリン酸エステル化合物であるグリセルアルデヒド3-リン酸とジヒドロキシアセトンリン酸は，糖代謝の解糖系における代謝中間物として重要な糖である（第6章　糖質の代謝）。

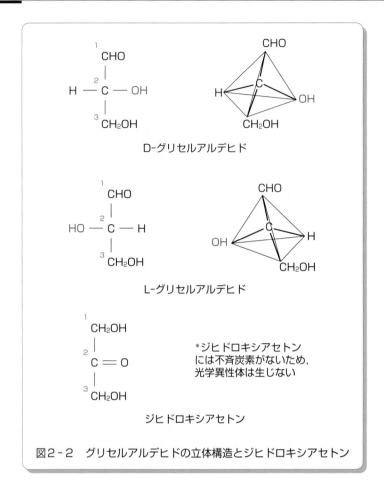

図2‑2　グリセルアルデヒドの立体構造とジヒドロキシアセトン

2.2　光学異性体

　異なる4個の原子または原子団がついた炭素原子（不斉炭素原子）があると，同じ構造をもつが空間的な配置が異なる2つの化合物(立体異性体)が存在することになり，これらはD型とL型に区別される。天然に存在する，または二糖類や多糖に含まれる単糖類のほとんどがD型である（図2‑2）。

2.3　環状構造とアノマー

　炭素原子が5個以上の炭素数をもつ単糖は，水溶液中で鎖状構造以外に環状構造をとって存在し，平衡状態になっている。環状構造をとった場合，C1炭素は不斉炭素原子になり，新しく異性体が生じる。これをアノマーといい，α型とβ型で表す（図2‑3）。

3. 単 糖 類

主な六炭糖（ヘキソース）は，グルコース，フルクトース，ガラクトースである。主な五炭糖（ペントース）としては，リボースとデオキシリボースがある（表2-2）。

表2-2　主な単糖5種類とその特徴

単糖類名（別名）	炭素数による分類	官能基による分類	主な特徴
グルコース（ブドウ糖）	六炭糖（ヘキソース）	アルドース	血糖のほか，二糖類や多糖類を構成する重要な単糖
フルクトース（果糖）		ケトース	糖類のなかで最も甘みが強いスクロースの構成成分
ガラクトース			ラクトースの構成成分
リボース	五炭糖（ペントース）	アルドース	RNA，ATP，補酵素などの構成成分
デオキシリボース			DNA の構成成分

3.1　グルコース（図2-3）

ブドウ糖とも呼ばれる。デンプン，グリコーゲン，スクロース，ラクトースなどを構成する最も重要な単糖である。ヒトの血液中に血糖として存在する。健常者では70～100mg/dL（空腹時）含まれる。

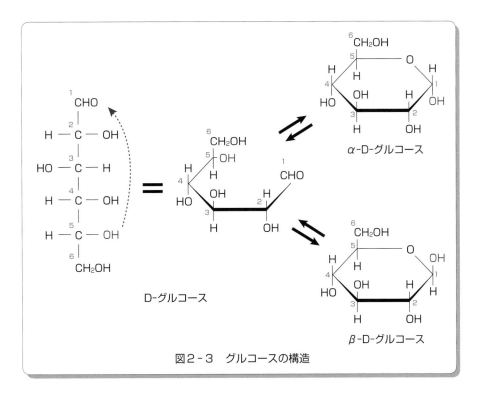

図2-3　グルコースの構造

3.2　フルクトース（図2-4）

果糖とも呼ばれる。糖類のなかで最も甘みが強く，果汁や蜂蜜に多く含まれる。スクロースの構成成分である。

3.3　ガラクトース（図2-5）

単糖としてはほとんど存在せず，二糖であるラクトースの構成成分として動物体内（ほ乳動物の母乳）に存在している。甘みは弱い。糖脂質や糖たんぱく質としても存在する。

3.4　リボース（図2-6左）

RNAやATPなどの構成成分である他，補酵素であるNAD，FAD，CoAの構成成分でもある（第9章ほか参照）。

3.5　デオキシリボース（図2-6右）

リボースから酸素原子(O)が1つとれた構造をしている。DNAの構成成分である（第9章参照）。

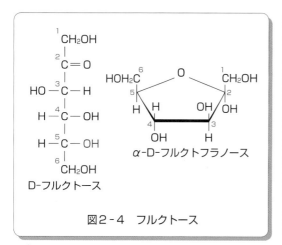

図2-4　フルクトース

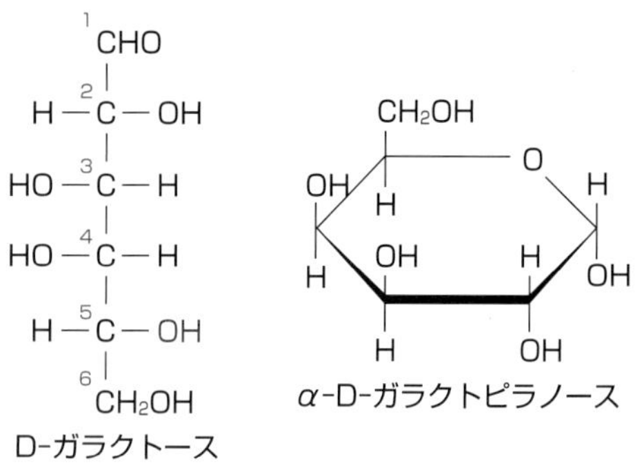

図2-5　ガラクトース

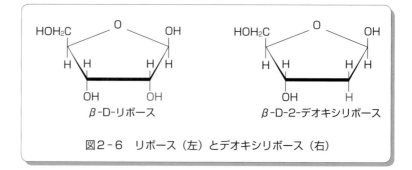

図2-6　リボース（左）とデオキシリボース（右）

希 少 糖

　自然界における単糖は，D-グルコースが大半を占めている。その他の単糖のうち，自然界にはごくわずかしか存在しない単糖もあり，それらは「希少糖」と定義されている（L-グルコース，D-プシコースなど50種類以上）。近年，香川大学を中心とした研究によって，これら希少糖の大量合成技術の開発や，希少糖のなかには，摂取によって「食後の血糖値上昇を緩やかにする」，「内臓脂肪の蓄積が抑制される」などの機能性をもつものがある可能性が報告されている。

4. 二 糖 類

　二糖類は，単糖2分子間でヒドロキシ基が脱水縮合（水がとれて結合する），つまりグリコシド結合して形成される。グリコシド結合にはいくつかの結合様式があり，アノマーの種類（α型，β型）と脱水縮合されるヒドロキシ基がある炭素（1位～6位）によって名称がついている。代表的な二糖類として，スクロース，マルトース，ラクトースがある（表2-3）。

表2-3　代表的な二糖類とその特徴

二糖類名	別名	構成単位となる単糖	多く含まれる食品	分解酵素
スクロース	ショ糖	グルコース＋フルクトース	砂糖	スクラーゼ
マルトース	麦芽糖	グルコース＋グルコース	水あめ	マルターゼ
ラクトース	乳糖	ガラクトース＋グルコース	乳汁	ラクターゼ

4.1　スクロース（図2-7）

　ショ糖とも呼ばれる。グルコースとフルクトースがα-1, β-2グリコシド結合したもので，砂糖の主成分である。甘みが強く，サトウキビなど植物中に広く存在する。小腸粘膜上皮細胞の微絨毛膜に存在するスクラーゼにより，グルコースとフルクトースに分解されて吸収される。

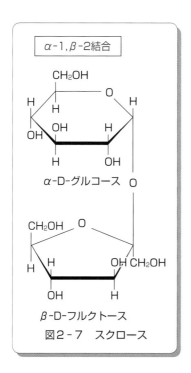

図2-7　スクロース

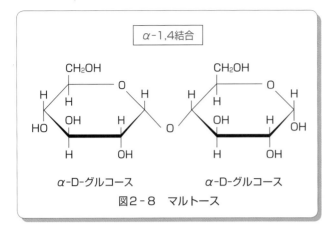

α-1,4結合

CH₂OH　　　　　　　CH₂OH

α-D-グルコース　　　　α-D-グルコース

図2-8　マルトース

β-1,4結合

CH₂OH　　　　　　　CH₂OH

β-D-ガラクトース　　　α-D-グルコース

図2-9　ラクトース

4.2　マルトース（図2-8）

　麦芽糖とも呼ばれる。2分子のグルコースがα-1,4グリコシド結合で結合している。麦芽のような発芽種子中に多く存在し，水あめの主成分である。ヒトの体内では，デンプンやグリコーゲンの消化の過程で生じる。小腸粘膜上皮細胞の微絨毛膜に存在するマルターゼにより，グルコースに分解されて吸収される。

4.3　ラクトース（図2-9）

　乳糖とも呼ばれる。ガラクトースとグルコースがβ-1,4グリコシド結合したものであり，ほ乳類において乳汁に含まれる。小腸粘膜上皮細胞の微絨毛膜に存在するラクターゼにより，ガラクトースとグルコースに分解されて吸収される。

果実と種子

　デンプンは植物にとっての貯蔵多糖であり，穀類，豆類，いも類に含まれる。これらは動物に食べてもらうためにつくられたものではなく，本来は植物にとって次世代が生じる「種子」にあたる。小学生のときに，種子の発芽条件として温度と水が必要であることを学んだ。穀類，豆類，いも類には，デンプンの他にデンプンを加水分解できる消化酵素のアミラーゼが含まれている。温度によってアミラーゼが至適温度となり，水が加わることでデンプンのグリコシド結合を加水分解できるようになる（第5章参照）。分解されて生じた糖は，発芽のためのエネルギーや次世代の構造体として利用されることになる。対して種子を被う「果実」は，種を遠くまで運ぶ目的で動物に食べてもらうためにつくられたものである。構成糖は，ブドウ糖や果糖という名称からもわかるように，動物に好んで食べてもらえるよう，甘みのある単糖である。

5. 多　糖　類

　単糖がグリコシド結合により多数結合し，多糖類を形成する。同一種類の単糖のみ
で構成された単純多糖類（ホモ多糖類）と，2種類以上の単糖やそれらの誘導体で構
成された複合多糖類（ヘテロ多糖類）がある。代表的な多糖類として，デンプン，グ
リコーゲン，セルロースがあり，これらはすべてグルコースで構成された単純多糖類
である（表2-4）。

表2-4　代表的な多糖類の特徴

多糖類名		生物	構成単糖	グリコシド結合の様式	アミラーゼによる分解
デンプン	アミロース	植物	α-グルコース	α-1,4 結合	○
	アミロペクチン			α-1,4 結合 + α-1,6 結合	○
グリコーゲン		動物	α-グルコース		○
セルロース		植物	β-グルコース	β-1,4 結合	×

5.1　デンプン

　植物の貯蔵多糖であり，アミロースとアミロペクチンと呼ばれる2つの物質の混合
物である。

アミロース（図2-10）：α-グルコースがα-1,4結合によって直鎖上につながり，ら
せん構造をとる。通常のデンプンに20～25% 含まれる。

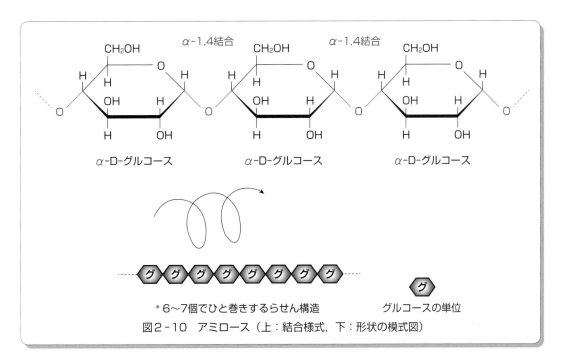

図2-10　アミロース（上：結合様式，下：形状の模式図）

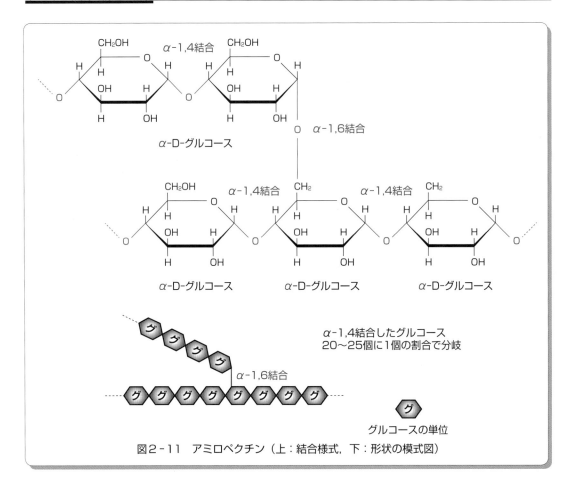

図2-11　アミロペクチン（上：結合様式，下：形状の模式図）

アミロペクチン（図2-11）：α-グルコースがα-1,4結合によって直鎖上につながる他に，α-1,6結合によって枝分かれした網状の構造をとる。通常のデンプンに75〜80%含まれるが，もち米のデンプンはほとんどがアミロペクチンからなる。

5.2　グリコーゲン（図2-12）

動物におけるグルコースの貯蔵型で，ほとんどすべての細胞に存在する。特に肝臓（最大5〜6%）や筋肉（0.5〜1%）に多い。アミロペクチンに似た構造をとるが，α-1,6結合による枝分かれの頻度はアミロペクチンよりも高い。

5.3　セルロース（図2-13）

β-グルコースがβ-1,4結合によって直鎖上に並び，互いに水素結合して強い繊維となる。植物における細胞壁の主成分で，食品における食物繊維の主成分でもある。自然界で最も多く存在する炭水化物だが，ヒトはセルロースを分解する酵素（セルラーゼ）をもたないため，消化することができない。

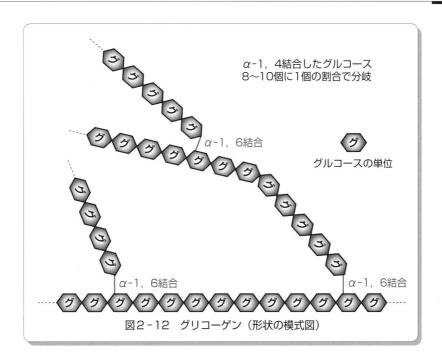

α-1，4結合したグルコース
8～10個に1個の割合で分岐

グ グルコースの単位

α-1，6結合

α-1，6結合

α-1，6結合

図2-12 グリコーゲン（形状の模式図）

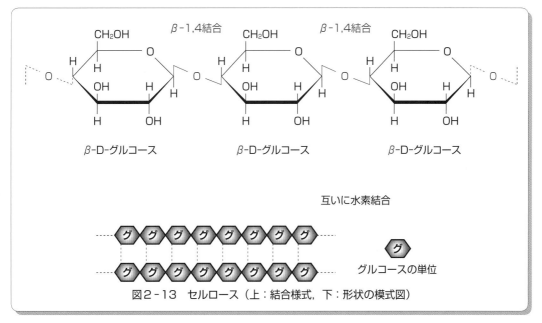

β-1,4結合

β-1,4結合

CH₂OH

CH₂OH

CH₂OH

β-D-グルコース

β-D-グルコース

β-D-グルコース

互いに水素結合

グ グルコースの単位

図2-13 セルロース（上：結合様式，下：形状の模式図）

セルラーゼ

　ヒトも含めて多くの動物は，セルロースを加水分解できる消化酵素であるセルラーゼをもっていないため，グルコースでできているにもかかわらず植物体をエネルギーにすることはできない。それは，ウシやヤギなどの草食動物においてもあてはまる。しかしながら草食動物は，胃などの消化管にセルラーゼをもつ微生物が腸内細菌として存在しているため，消化してもらったグルコースを吸収し，エネルギー源として利用している。

６．その他の糖類，複合糖質

6.1 単 糖 類

マンノース（図２-14）：天然には植物マンナン（図２-18）やゴムの構成成分として存在する。動植物の多くの糖たんぱく質の構成成分となっている。

ウロン酸（図２-15）：アルドースの炭素鎖末端にあるヒドロキシメチル基（-CH_2OH）が酸化され，カルボキシル基（-COOH）となったカルボン酸の総称。グルコースのウロン酸であるグルクロン酸は，グルクロン酸経路の中間産物であり（第６章参照），結合組織であるヒアルロン酸（図２-19）やコンドロイチン硫酸（図２-20）の材料となる。

アミノ糖（図２-16）：分子内のヒドロキシ基（-OH）がアミノ基（-NH_2）に置換された糖のこと。天然では多くの多糖，複合糖質である糖たんぱく質，糖脂質の構成成分となっている。生体成分としては，ほとんどすべてアセチル化されて，*N*-アセチルグルコサミン，*N*-アセチルガラクトサミンとなり，ヒアルロン酸（図２-19）やコンドロイチン硫酸（図２-20）の構成成分になっている。

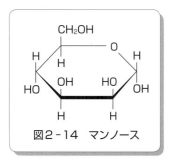

図２-14　マンノース

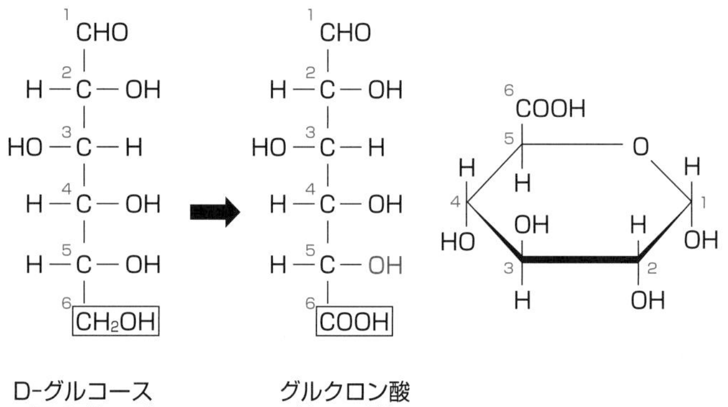

D-グルコース
（アルドース）　　グルクロン酸（ウロン酸）

図２-15　ウロン酸の一種，グルクロン酸

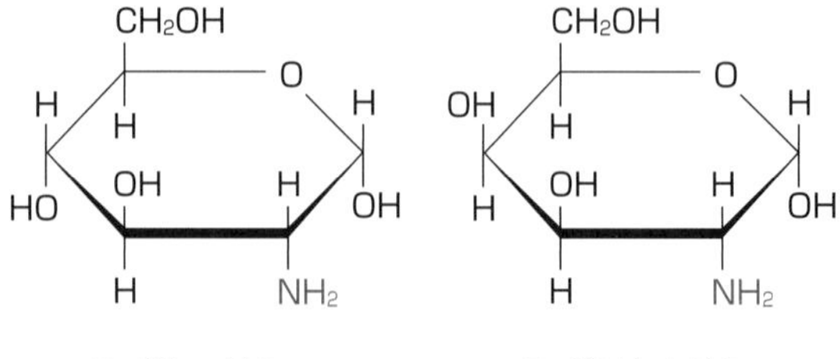

α-D-グルコサミン　　*α*-D-ガラクトサミン

図２-16　アミノ糖

6.2 二　糖　類

イソマルトース（図2-17）：2分子のグルコースがα-1,6結合したもの。デンプンやグリコーゲンの枝分かれ部分に相当する。

6.3 多　糖　類

グルコマンナン（コンニャクマンナン）（図2-18）：コンニャクの主成分（乾燥重量で約40%）となっているヘテロ多糖。β-グルコースとβ-マンノースが1：1.6の割合でβ-1,4結合し，直鎖構造をとる。ヒトは消化できない炭水化物である。

ヒアルロン酸（図2-19）：結合組織に含まれるヘテロ多糖で，グルクロン酸とN-アセチルグルコサミンからなる二糖単位の繰り返し長鎖構造である。

コンドロイチン硫酸（図2-20）：グルクロン酸とN-アセチルガラクトサミンの二糖が繰り返される長鎖に，硫酸が結合した構造をもつ。ヒアルロン酸と同様に，結合組織に含まれるヘテロ多糖である。

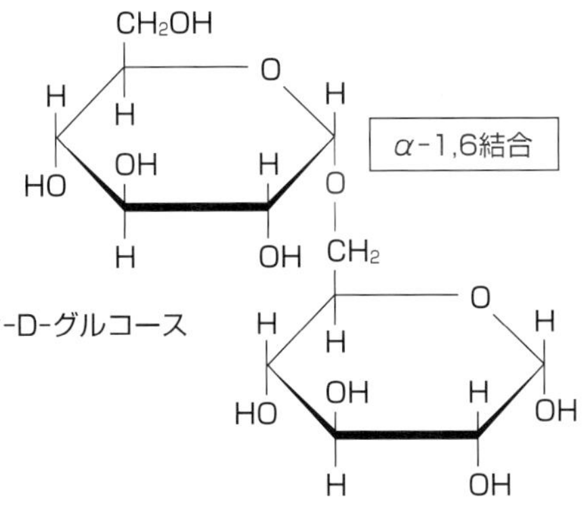

図2-17　イソマルトース

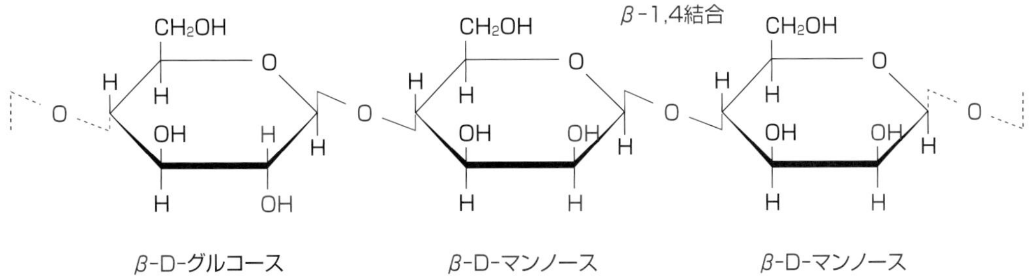

図2-18　グルコマンナン

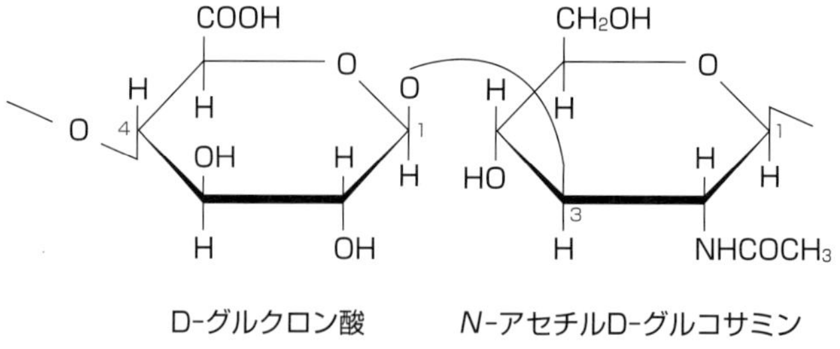

図2-19　ヒアルロン酸（二糖単位）

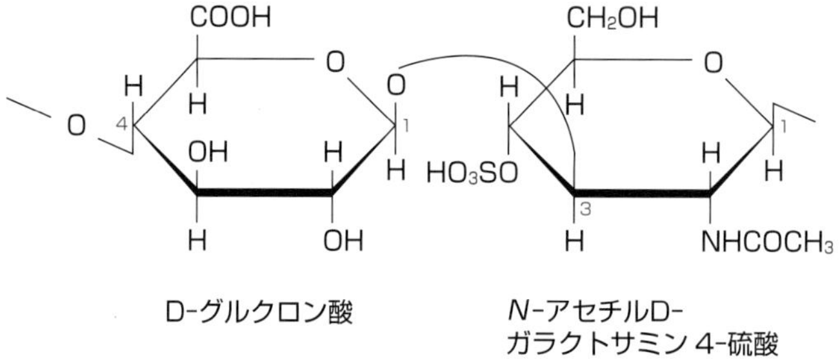

図2-20　コンドロイチン硫酸（二糖単位）

6.4　複合糖質

　糖にたんぱく質や脂質などが結合したものを複合糖質という。プロテオグリカン，糖たんぱく質，糖脂質などがある。

演習問題

1．糖質の構造についての記述である。正しいのはどれか。
①グリコーゲンは，グルコースがα‐1,6 ペプチド結合した多糖類である。
②グルコースは，五炭糖である。
③リボースは，六炭糖である。
④フルクトースは，ケトン基をもつケトースである。
⑤ラクトースの構成単糖は，グルコースとマンノースである。

2．糖質の構造についての記述である。正しいのはどれか。
①グリコーゲンの構成単糖は，ガラクトースである。
②リボースは，DNA の構成糖である。
③ラクトースの構成単糖は，ガラクトースとグルコースである。
④マルトースの構成単糖は，グルコースとフルクトースである。
⑤単糖同士の結合を，ペプチド結合という。

3．糖質についての記述である。正しいのはどれか。
①マルトースは，2 分子のグルコースがグリコシド結合した構造をしている。
②グルコースは，ケトースである。
③スクロースは，グルコースとガラクトースが結合した構造をしている。
④セルロースは，グルコースがα‐1,4 結合した構造をしている。
⑤フルクトースは，五炭糖である。

4．糖質についての記述である。正しいのはどれか。
①グルコースおよびフルクトースは，五炭糖（ペントース）である。
②フルクトースは，アルドースである。
③マルトースは，グルコース 2 分子からなる。
④アミロースは，β‐1,4‐ グリコシド結合をもつ。
⑤アミロペクチンの枝分かれは，グリコーゲンより多い。

解答：1 ④，2 ③，3 ①，4 ③

参考文献

・浜島書店編集部 編著：『ニューステージ 生物図表』，浜島書店，2019
・林　寛 編著：『わかりやすい生化学』，三共出版，2005
・小野廣紀，千　裕美，吉澤みな子，日比野久美子：『はじめて学ぶ健康・栄養系教科書シリーズ 2　生化学』，化学同人，2011
・福田　満 編：『新 食品・栄養科学シリーズ ガイドライン準拠　生化学　第 2 版』，化学同人，2012
・薗田　勝 編：『栄養科学イラストレイテッド　生化学　第 3 版』，羊土社，2017

第 3 章

脂質の構造と機能

　脂質とは，一般に水に溶けず，エーテルやクロロホルムなどの有機溶媒に溶ける性質をもつ有機化合物で，生体に利用されるものである。

本章で学ぶこと

1. 脂質の分類

- 脂質は，①単純脂質，②複合脂質，③誘導脂質の３種類に大別される。
- 単純脂質は，脂肪酸とアルコールがエステル結合したものである。
- 複合脂質は，単純脂質にリン酸や糖などが結合したものである。
- 誘導脂質は，単純脂質や複合脂質の加水分解物で水に溶けないものである。
- 食物中に含まれる脂質の大部分はグリセロールと脂肪酸を構成成分とした脂肪である。

2. 脂質の構造と働き

- 脂質は，主に炭素，水素，酸素の３種類の元素からできている。
- 多くの脂質に共通の構成成分である脂肪酸の構造（炭素数や二重結合）によって，脂質の特徴や性質が異なる。
- 脂肪酸には，生体内では合成できないため，食物から摂る必要のある必須脂肪酸と呼ばれる脂肪酸がある。

脂質と脂肪酸の基本構造

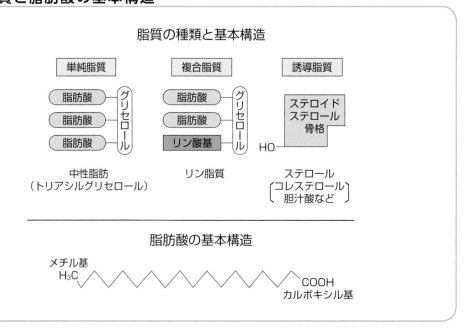

脂質の種類と基本構造

単純脂質　　　　複合脂質　　　　誘導脂質

中性脂肪
（トリアシルグリセロール）　　　リン脂質　　　　ステロール
〔コレステロール　胆汁酸など〕

脂肪酸の基本構造

メチル基　　　　　　　　　　　　　　COOH
カルボキシル基

1. 脂質の分類

　脂質には多くの種類があるが，化学構造によって，①単純脂質，②複合脂質，③誘導脂質の3種類に大別される（表3-1）。食物中に含まれる脂質は，大部分が中性脂肪（トリアシルグリセロール）であり，これは生体内で最も多い脂質である。脂質は，主に炭素（C），水素（H），酸素（O）の3種類の元素からできており，常温で液体の油と固体の脂を合わせて，油脂と呼ばれる。

表3-1　脂質の分類

脂質の分類	構成	例
単純脂質	脂肪酸とアルコールのエステル	アシルグリセロール（中性脂肪），ろう
複合脂質	単純脂質にリン酸や糖などが結合	リン脂質，糖脂質，スフィンゴ脂質
誘導脂質	単純脂質や誘導脂質の加水分解物で水に不溶のもの	脂肪酸，ステロイド（コレステロール，胆汁酸など）

1.1　単純脂質

　単純脂質は，脂肪酸とアルコールがエステル結合したもので，アルコールの部分がグリセロールのものをアシルグリセロールという。グリセロールに脂肪酸が3個結合したものをトリアシルグリセロールまたはトリグリセリドといい，脂肪酸が2個結合したものをジアシルグリセロール（ジグリセリド），1個結合したものをモノアシルグリセロール（モノグリセリド）という（図3-1）。また，アルコールの部分がコレステロールならコレステロールエステル，高級アルコールならろう（ワックス）である。このうち，トリアシルグリセロールは，自然界に広く存在し，最も一般的な脂質である。

　生体内で余ったエネルギーは脂肪組織の脂肪細胞にトリアシルグリセロールとして貯蔵される。この貯蔵脂肪は，生体内でエネルギーが不足してくると脂肪細胞内で脂肪分解酵素によって脂肪酸とグリセロールに分解され，エネルギー源として補充される（第7章参照）。

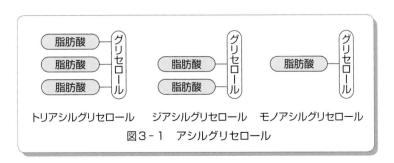

トリアシルグリセロール　　ジアシルグリセロール　　モノアシルグリセロール
図3-1　アシルグリセロール

1.2　複合脂質

　複合脂質は，単純脂質にリン酸や糖などが結合したもので，アルコールと脂肪酸の
エステルにリン酸基（リン酸＋塩基）が結合したものを**リン脂質**という。リン脂質の
アルコール部分がグリセロールのものをグリセロリン脂質（図３-２），スフィンゴシ
ンのものをスフィンゴリン脂質という。リン脂質は，脂肪酸の炭化水素鎖の水に溶け
にくい疎水性（親油性）部分と，リン酸基の水に溶けやすい親水性部分を合わせもつ
両親媒性であり，乳化剤や生体膜の構成成分として重要な役割を担っている。

　一方，アルコールと脂肪酸のエステルに糖残基が結合したものを**糖脂質**といい，グ
リセロ糖脂質とスフィンゴ糖脂質がある。これらは細胞の相互識別や神経機能などに
関与しているといわれている。

（1）ホスファチジルコリン（レシチン）

　レシチンは，食品中に含まれる代表的なリン脂質で，ホスファチジン酸にコリンが
結合したものである。卵黄に含まれるレシチンは，マヨネーズをつくる際の乳化剤と
して利用されている。また，動物の生体膜の構成成分として広く存在している。

（2）ホスファチジルセリン

　ホスファチジルセリンは，ホスファチジン酸にセリンが結合したものである。血液
凝固反応の補助因子として，血小板膜上で血液凝固因子の活性化を促進させる働きが
ある。

（3）ホスファチジルエタノールアミン

　ホスファチジルエタノールアミンは，ホスファチジン酸にエタノールアミンが結合
したもので，生物界ではレシチンに次いで多く存在している。

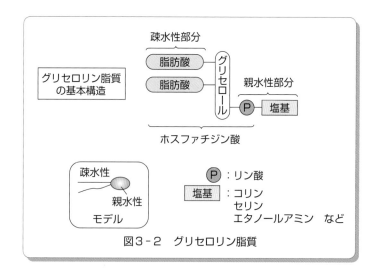

図３-２　グリセロリン脂質

1.3 誘導脂質

誘導脂質は，単純脂質や誘導脂質の加水分解物で，代表的なものとして脂肪酸やステロイド類がある。

（1）脂 肪 酸

脂肪酸は，単純脂質や誘導脂質を加水分解して得られるモノカルボン酸で，多くの脂質に共通の重要な構成成分である。メチル基（$-CH_3$）から始まる炭化水素鎖にカルボキシル基（$-COOH$）が結合した構造をしている（図3-3）。生体内では炭素数2個の単位で合成されるため，大部分の脂肪酸の炭素数は偶数個である（第7章参照）。通常，炭素数が6以下のものを短鎖脂肪酸，8～10のものを中鎖脂肪酸，12以上のものを長鎖脂肪酸と分類し，炭素数が10を超える脂肪酸は高級脂肪酸と呼ばれている。

また，脂肪酸は炭化水素鎖の二重結合によっても分類される。炭化水素鎖に二重結合をもたないものを飽和脂肪酸，二重結合をもつものを不飽和脂肪酸という。さらに不飽和脂肪酸は，二重結合を1個もつ一価不飽和脂肪酸と，2個以上もつ多価不飽和脂肪酸に分類される。多価不飽和脂肪酸は，二重結合が始まる位置でn-3系とn-6系に分類される（図3-4）。n-3系にはα-リノレン酸や魚油に含まれるイコサペンタエン酸（IPA），ドコサヘキサエン酸（DHA）などがあり，n-6系にはリノール酸やアラキドン酸などがある。このうち，α-リノレン酸，リノール酸は，生体内で合成できないため食事から摂取する必要のある必須脂肪酸である（アラキドン酸，IPA

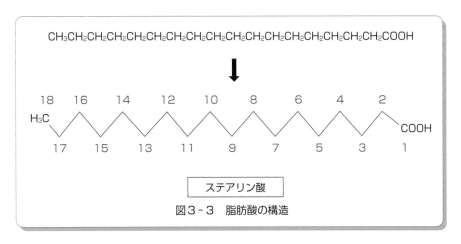

$$CH_3CH_2CH_2CH_2CH_2CH_2CH_2CH_2CH_2CH_2CH_2CH_2CH_2CH_2CH_2CH_2CH_2COOH$$

ステアリン酸

図3-3 脂肪酸の構造

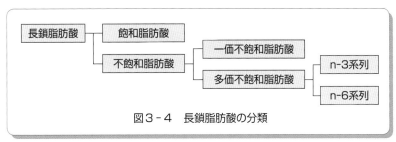

図3-4 長鎖脂肪酸の分類

表３-２　脂肪酸の種類

	名称	炭素数と二重結合数	二重結合の位置	融点（℃）	主な含有例
飽和脂肪酸	酪酸	4：0		-7.9	バター
	カプロン酸（ヘキサン酸）	6：0		-3.4	バター，やし油
	カプリル酸（オクタン酸）	8：0		16.7	バター，やし油
	ミリスチン酸	14：0		53.9	動植物油
	パルミチン酸	16：0		63.1	動物脂
	ステアリン酸	18：0		69.6	動物脂
不飽和脂肪酸	オレイン酸	18：1	9	13.4	オリーブ油
	リノール酸	18：2	9，12	-9	大豆油
	γ-リノレン酸	18：3	6，9，12	—	月見草油
	α-リノレン酸	18：3	9，12，15	-17	エゴマ油
	アラキドン酸	20：4	5，8，11，14	-49.5	肝油
	イコサペンタエン酸（IPA）※	20：5	5，8，11，14，17	-54	魚油
	ドコサヘキサエン酸（DHA）	22：6	4，7，10，13，16，19	-44	魚油

※ 旧名称は，エイコサペンタエン酸（EPA）

およびDHAは，生体内での合成量が非常に少ないため，必須脂肪酸にする場合もある）。
表３-２に代表的な脂肪酸を示した。

　油脂の性質は，結合している脂肪酸の種類と性質によって決まる。飽和脂肪酸の分子のかたちは直線的であるため，飽和脂肪酸が多く含まれる動物性脂肪は流動性が低く融点が高いことから常温で固体の脂になりやすい。一方，炭化水素鎖の二重結合は天然にはシス型が多いため折れ曲がったかたちをしている。したがって不飽和脂肪酸が多い植物性脂肪では流動性が高くなることから融点が低く，常温で液体の油になりやすい（図３-５）。

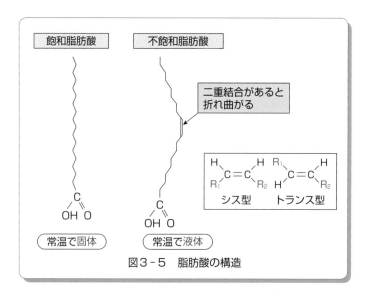

図３-５　脂肪酸の構造

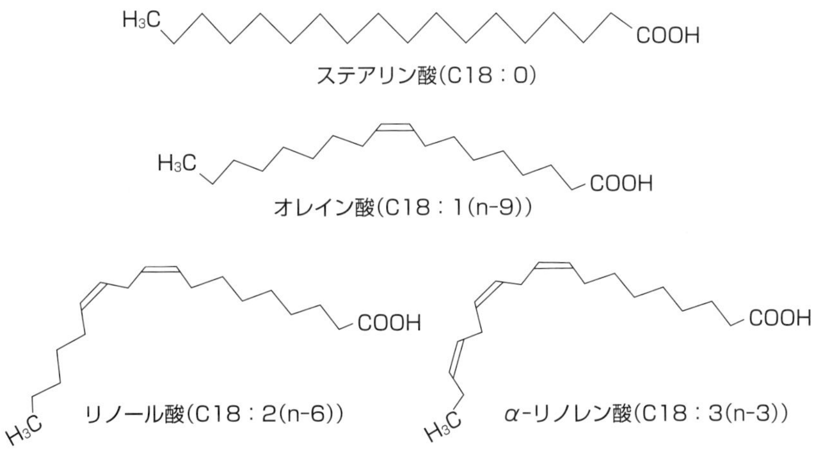

図3-6　様々な脂肪酸の構造

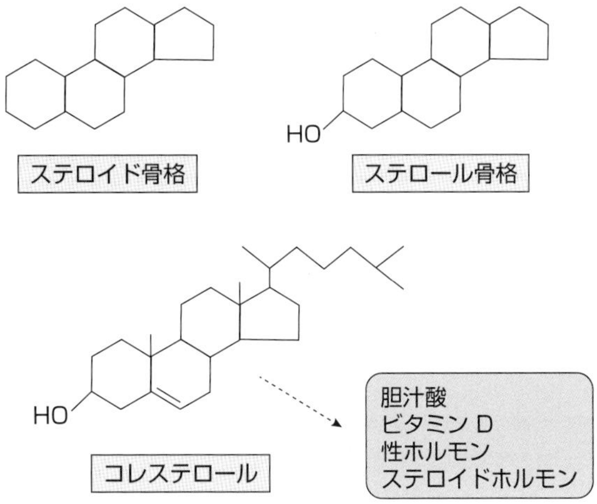

図3-7　コレステロールの構造

（2）コレステロール

　コレステロールは，ステロイド骨格にヒドロキシ基（-OH）が結合したステロール骨格をもち（図3-7），動物性油脂中のステロール類の大部分を占める。コレステロールはリン脂質とともに生体膜の構成成分であり，種々のステロイドホルモンや胆汁酸，ビタミンDなどの前駆物質として重要な役割を担っている一方，動脈硬化症などの発症原因ともなっている。

（3）胆 汁 酸

　胆汁酸には，コール酸やデオキシコール酸などがあり，コレステロールの代謝物で肝臓から分泌される胆汁に含まれている。胆汁酸は，摂取した脂肪の消化・吸収過程において必要である。

コラム

n−3, n−6系とω3, ω6の表記法

脂肪酸の炭素番号は, カルボキシル基の炭素を1番目として, 末端のメチル基まで順に番号付けする。栄養学的性質を示す場合, 炭素数がn個の場合, カルボキシル基から数えてn−3番目およびn−6番目の炭素から, カルボキシル基から最も遠い二重結合が始まるものをそれぞれn−3系およびn−6系の多価不飽和脂肪酸という。一方, n−3系, n−6系はそれぞれω3系, ω6系と呼ぶことがある。これは, メチル基の炭素がカルボキシル基の炭素から数えて最後の炭素であることから, ギリシャ文字の最後の文字ωを用いて, 最後の炭素ωから何番目から二重結合が始まるかによって命名されている。現在ではω3, ω6ではなく, n−3, n−6の命名法が使われている。

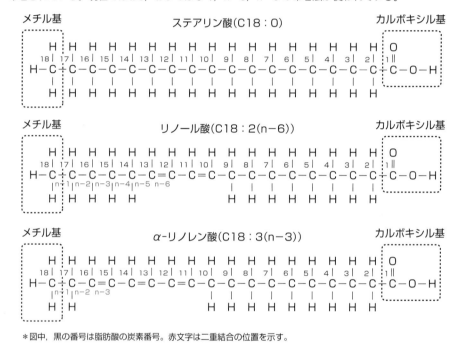

＊図中, 黒の番号は脂肪酸の炭素番号。赤文字は二重結合の位置を示す。

演習問題

1. 脂質の記述として正しいものをすべて選びなさい。

①脂質は水に溶けず，有機溶媒に溶ける有機化合物である。

②脂質を構成する元素は，主に炭素，水素，窒素である。

③食物中や生体内で最も多く見出される脂質は，コレステロールである。

④単純脂質には，脂肪酸や中性脂肪が含まれる。

⑤複合脂質には，リン脂質や糖脂質が含まれる。

⑥誘導脂質には，コレステロールが含まれる。

⑦トリアシルグリセロールはグリセロールと脂肪酸がエステル結合したものである。

⑧リン脂質は生体膜の重要な構成成分である。

⑨コレステロールはステロイドホルモンや胆汁酸，ビタミン A の前駆物質である。

⑩一般に，常温で動物性脂肪は固体，植物性脂肪は液体である。

2. 脂肪酸の記述として正しいものをすべて選びなさい。

⑪脂肪酸は，炭化水素鎖とヒドロキシ基が結合した構造をしている。

⑫ほとんどの脂肪酸の炭素数は偶数個である。

⑬脂肪酸は二重結合の有無で飽和脂肪酸と不飽和脂肪酸に分類される。

⑭不飽和脂肪酸は，二重結合の数によって一価不飽和脂肪酸と長鎖脂肪酸に分類される。

⑮不飽和脂肪酸は，二重結合がカルボキシル基の炭素から数えて 3 番目の炭素から始まるものが n-3 系列，6 番目の炭素から始まるものが n-6 系列である。

⑯イコサペンタエン酸やドコサヘキサエン酸は魚油に含まれる特徴的な脂肪酸である。

⑰リノール酸とオレイン酸は必須脂肪酸である。

⑱n-6 系列の代表的な脂肪酸はリノール酸で，n-3 系列の代表的な脂肪酸はα-リノレン酸である。

解答：① ⑤ ⑥ ⑧ ⑩ ⑫ ⑬ ⑯ ⑱

第 4 章

たんぱく質の構造と機能

　ヒト細胞の主成分は，たんぱく質が 16〜20％と最も多くを占めている。たんぱく質は，生体の構造と機能の本体として様々な役割を担っている。たんぱく質は，アミノ酸その他の成分の組み合わせによって数十万種類におよぶ。

本章で学ぶこと ••

1. アミノ酸の種類，構造と性質
   - たんぱく質は 20 種類のアミノ酸（標準アミノ酸）からできている。
   - アミノ酸は，アミノ基とカルボキシル基を有する双性イオンである。
2. ペプチドの構造
   - アミノ酸同士の結合をペプチド結合という。
   - 多数のアミノ酸がペプチド結合したものをポリペプチド（鎖）という。
3. たんぱく質の構造と機能
   - たんぱく質は，アミノ酸の配列（一次構造）によって規定され，その立体構造によって機能する。
   - たんぱく質の立体構造は，便宜上，一次構造から四次構造に分けて説明される。
   - たんぱく質は，構造・酵素・運搬（輸送）・貯蔵・収縮・防御・調節・受容体などの働きをする。

ふんわり理解！ ## たんぱく質はアミノ酸からできている

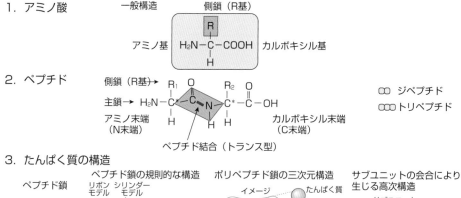

1. アミノ酸の種類，構造と性質

1.1　アミノ酸

　アミノ酸は，酸性基（カルボキシル基：-COOH）と塩基性基（アミノ基：-NH₂）を基本構造にもつ両性電解質（双性イオン）である（図4-1）。アミノ酸の不斉炭素によりL型とD型がある。自然界のアミノ酸のほとんどはL型である（図4-2）。

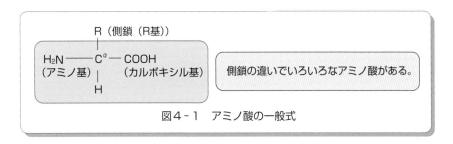

図4-1　アミノ酸の一般式

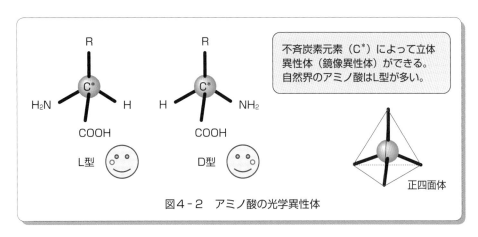

図4-2　アミノ酸の光学異性体

　アミノ酸は，アミノ基（-NH₂）とカルボキシル基（-COOH）を α 炭素に結合する α-アミノ酸である。アミノ酸の側鎖（R基とも呼ばれる）には，水に溶けやすい親水性，水に溶けにくい疎水性，電荷をもつものなど，性質の異なるものがある。グリシン以外のアミノ酸の α 炭素は不斉炭素（C*）である。このため，アミノ酸にはL型とD型の2つの光学異性体（立体異性体）が存在する。**グリシンの側鎖は水素（H）なので，L型とD型の区別はない。** L型とD型のアミノ酸は，化学的性質は同じだが，光学的性質と生理的性質は異なっている。生物の一般の**アミノ酸はL型が大部分**である。D型アミノ酸は，栄養的価値をもたない。

　アミノ酸は無色の結晶で，水に溶けやすく有機溶媒に溶けにくい。アミノ基とカルボキシル基の水素イオン（H^+）の移動により，N^+H_3 と COO^- の正と負の電荷をもつ**双性イオン**として存在する。また，酸や塩基と反応する両性電解質である。

　双性イオンであるアミノ酸は，酸性溶液中では COO^- に水素イオンが結合して陽イオンに，塩基性溶液中では N^+H_3 から水素イオンがとれて陰イオンとなる。中性付

近では双性イオンとなっており，このpHを等電点（pI）という（図4-3）。中性ア
ミノ酸の等電点はpH6付近にある。酸性の側鎖をもつアミノ酸の等電点は酸性側に，
塩基性側鎖をもつアミノ酸の等電点は塩基性側にある。

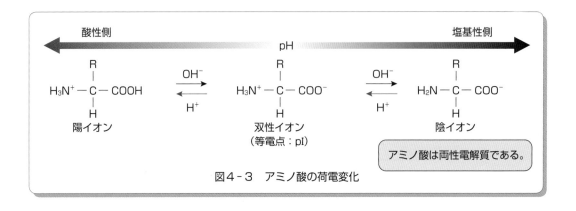

図4-3　アミノ酸の荷電変化

表4-1　20種類のアミノ酸の分類

名称	略号	側鎖による分類		必須アミノ酸	糖原性アミノ酸	ケト原性アミノ酸
グリシン	Gly, G	脂肪族	L型とD型の区別はない		○	
アラニン	Ala, A				◎	
バリン	Val, V		分岐鎖アミノ酸（BCAA） 炭素数が増すほど疎水性が強くなる	○	○	
ロイシン	Leu, L			○		○
イソロイシン	Ile, I			○	●	●
セリン	Ser, S	中性	ヒドロキシアミノ酸 -OHを含む		◎	
トレオニン	Thr, T			○	○	
アスパラギン	Asn, N		酸アミドアミノ酸 -CONH₂を含む		○	
グルタミン	Gln, Q				○	
システイン	Cys, C		含硫アミノ酸　Sを含む。 　システインは，ジスルフィド結合（S-S結合）によってシスチン（Cys-Cys）をつくる		○	
メチオニン	Met, M			○	○	
フェニルアラニン	Phe, F		芳香族アミノ酸（AAA） 　ベンゼン環を含む。疎水性が強い	○	●	●
チロシン	Tyr, Y				●	●
トリプトファン	Trp, W			○	●	●
プロリン	Pro, P		イミノ酸 　アミノ基と側鎖が環状構造をつくる 　側鎖に-OHが付加されてヒドロキシプロリン（Hyp）をつくる		○	
アスパラギン酸	Asp, D	酸性	-COOHを含む		◎	
グルタミン酸	Glu, E				◎	
リシン	Lys, K	塩基性	-NH₂を含む	○		◎
アルギニン	Arg, R			※	○	
ヒスチジン	His, H			○	○	

※アルギニンは乳幼児期の必須アミノ酸として追加される。
◎主に糖原性あるいはケト原性として働くアミノ酸を示す。●は糖原性とケト原性の両方を示す。

1.2 標準アミノ酸

たんぱく質は約20種類のアミノ酸で構成され，そのなかの20種類のアミノ酸を標準アミノ酸という（表4－1）。標準アミノ酸のうち，体内で合成されないか，あるいは必要量を十分に合成できないアミノ酸を必須アミノ酸という。これらのアミノ酸は，食事で供給することが望ましいアミノ酸である。成人の必須アミノ酸は，バリン，ロイシン，イソロイシン，トレオニン，メチオニン，フェニルアラニン，トリプトファン，リシン，ヒスチジンの9種類である。アルギニンは，乳幼児期に追加される必須アミノ酸としている。

糖原性アミノ酸は，グルコースをつくり出す（糖新生）アミノ酸である（第6章参照）。ケト原性アミノ酸は，ケトン体をつくり出すアミノ酸である（第7章参照）。

1.3 特殊生成物

標準アミノ酸のなかには，特殊なアミノ酸や生理活性物質をつくるものがある（表4－2）。

表4－2 特殊生成物

特殊アミノ酸（⇒第8章）	
ヒドロキシプロリン（Hyp）	プロリンからつくられる。コラーゲンの成分
シトルリン（Cit），**オルニチン**（Orn）	尿素回路（アルギニン）の代謝中間体
γ-カルボキシグルタミン酸（Gla）	プロトロンビン（血液凝固因子）活性型の構成アミノ酸
ホモシステイン（Hcy），S-アデノシルメチオニン（SAM または AdoMet）	メチオニン代謝の中間体
生理活性物質の原料となるアミノ酸（第8章，第12章参照）	
グリシン	ヘム，ビリルビン，胆汁（タウロコール酸）
アルギニン，グリシン	筋肉収縮エネルギー貯蔵体：クレアチン，クレアチンリン酸，クレアチニン
グリシン，グルタミン，アスパラギン，アスパラギン酸	ヌクレオチド
ヒスチジン	ヒスタミン
チロシン	神経伝達物質・ホルモン：アドレナリン（エピネフリン），ノルアドレナリン（ノルエピネフリン），ドーパミン
	甲状腺ホルモン：チロキシン，トリヨードチロニン
トリプトファン	神経伝達物質・ホルモン：セロトニン（5-HT），メラトニン
	補酵素：ニコチンアミド（NAD），ナイアシン
グルタミン酸	神経伝達物質：GABA
	生体内抗酸化：グルタチオン（グルタミン酸・システイン・グリシンの3つのアミノ酸からなるペプチド）
アルギニン	血管拡張作用：NO（一酸化窒素） （神経伝達物質）：アグマチン
リシン	脂肪酸のミトコンドリア内膜への輸送体：カルニチン

2. ペプチド

2.1　ペプチド結合

ペプチドは，アミノ酸同士の**ペプチド結合**によってつくられる（図4-4）。

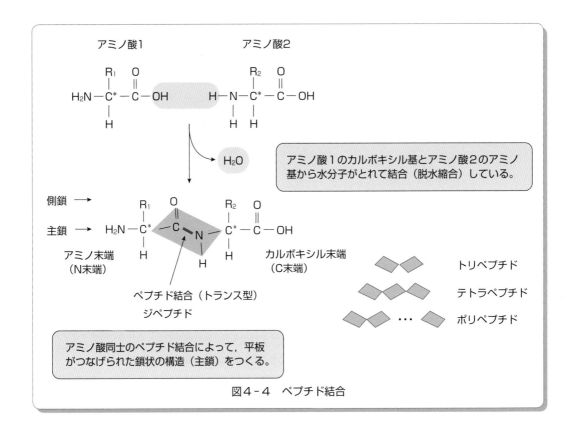

図4-4　ペプチド結合

アミノ酸同士の CO-NH 結合をペプチド結合という。これはアミノ酸間の**カルボキシル基**（-COOH）と**アミノ基**（-NH₂）の脱水縮合（酸アミド結合）によってできる。ペプチドは，アミノ酸同士のペプチド結合により，枝分かれのない1本の鎖状分子を形成している。2個のアミノ酸がペプチド結合によって重合してできる分子を**ジペプチド**，3個の重合を**トリペプチド**という。アミノ酸が2〜10個つながったものを**オリゴペプチド**，それ以上を**ポリペプチド**という。

一般に，ポリペプチドが機能を備える立体構造をもつものをたんぱく質と呼んでいる。たんぱく質は，アミノ酸の組み合わせによって数十万種類におよぶ。たんぱく質には，1本のポリペプチド鎖でできているものや，複数のポリペプチド鎖からできているものがある。

2.2 生理活性ペプチド

ペプチドのなかには，ホルモンなどの生理活性物質がある（表4-3）。

生理活性ペプチドは，器官系での分類の他に，機能別の分類（ホルモン，サイトカイン，神経伝達物質，神経栄養因子，増殖因子，オータコイド）がある。

たんぱく質のなかには，抗体として免疫に働いたり，ホルモンや神経伝達物質などの生理活性物質として生体の状態を一定に保つ働き（恒常性：ホメオスタシス）がある。

表4-3　主な生理活性ペプチド（第12章参照）

成長ホルモン放出ホルモン 成長ホルモン放出抑制ホルモン 甲状腺刺激ホルモン放出ホルモン 副腎皮質刺激ホルモン放出ホルモン 性腺刺激ホルモン放出ホルモン ・卵胞刺激ホルモン放出ホルモン ・黄体形成ホルモン放出ホルモン ・プロラクチン放出ホルモン ・プロラクチン放出抑制ホルモン	視床下部ホルモン（すべてペプチドホルモン）である。下垂体前葉ホルモン（すべてペプチドホルモン）や副腎皮質・卵巣・精巣のステロイドホルモンの分泌を促進，抑制するホルモンである
成長ホルモン 甲状腺刺激ホルモン 副腎皮質刺激ホルモン 性腺刺激ホルモン ・卵胞刺激ホルモン ・黄体形成ホルモン	（下垂体前葉ホルモン）
バソプレシン	（下垂体後葉ホルモン）抗利尿ホルモン
オキシトシン	（下垂体後葉ホルモン）子宮筋収縮促進作用，乳汁分泌作用
カルシトニン	（甲状腺ホルモン）血中カルシウム低下作用
パラトルモン	（副甲状腺ホルモン）血中カルシウム上昇作用，テタニー／高カルシウム血症
インスリン	（膵臓ランゲルハンス島・B細胞分泌ホルモン）血糖低下作用，糖尿病
グルカゴン	（膵臓ランゲルハンス島・A細胞分泌ホルモン）血糖上昇作用
アンジオテンシン	（心血管系）血圧上昇作用
ガストリン	（胃）胃酸分泌促進作用
セクレチン	（十二指腸）膵液（重炭酸イオン）分泌促進作用
コレシストキニン	（十二指腸）膵液（膵酵素）分泌促進作用
エリスロポエチン	（腎）造血ホルモン，腎性貧血

3. たんぱく質の構造と機能

3.1 たんぱく質の構造

たんぱく質は，アミノ酸の配列（一次構造）によって規定され，その立体構造によって機能する。たんぱく質の立体構造は，便宜上，一次構造から四次構造に分けて説明される。

インスリンは，2本のポリペプチド鎖がジスルフィド結合（S-S結合）によってつながってできている。

インスリンのアミノ酸配列

A鎖　Gly-Ile-Val-Glu-Gln-Cys-Cys-Ala-Ser-Val-Cys-Ser-Leu-Tyr-Gln-Leu-Glu-Asn-Tyr-Cys-Asn

B鎖　Phe-Val-Asn-Gln-His-Leu-Cys-Cys-Ser-His-Leu-Val-Glu-Ala-Leu-Tyr-Leu-Val-Cys-Gly-Glu-

30　Ala-Lys-Pro-Thr-Tyr-Phe-Phe-Gly-Arg-

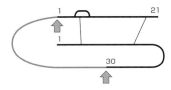

インスリンは，もともと1本のポリペプチド鎖（プロインスリン）が矢印の箇所で分解（限定水解）されてできている。

グルカゴンのアミノ酸配列

1　His-Ser-Gln-Gly-Thr-Phe-Thr-Ser-Asp-Tyr-Ser-Lys-Tyr-Leu-Asp-Ser-Arg-Arg-Ala-Gln-Asp-　21

29　Thr-Asn-Met-Leu-Tyr-Gln-Val-Phe-

※略号は表4-1参照

図4-5　一次構造

赤血球の形状

　　　　　　　　　　　　1 2　3　4　5　6　7　8
正常ヘモグロビン　Val-His-Leu-Thr-Pro-Glu-Glu-Lys-・・・

鎌形ヘモグロビン　Val-His-Leu-Thr-Pro-Val-Glu-Lys-・・・

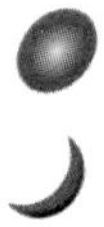

　鎌形赤血球症は遺伝性の貧血症で，赤血球が鎌状になる。この貧血症は，遺伝子の突然変異によってヘモグロビン（β鎖）の6番目のアミノ酸残基が1個だけ変化することで，酸素運搬機能の低下を引き起こしている。

たんぱく質の性質，機能はそのアミノ酸配列によって規定されている。

図4-6　ヘモグロビンの突然変異

（1）一 次 構 造

　ペプチドをつくるアミノ酸配列を**一次構造**という。たんぱく質の性質や機能は，立体構造に依存し，立体構造は一次構造によって規定される。

　ペプチドをつくるアミノ酸をアミノ酸残基と呼ぶ。一次構造は，システイン残基間に生じるジスルフィド結合（S-S結合）を含めて示すこともある（図4-5）。

一次構造は遺伝子によって決められている。遺伝子の突然変異により，たんぱく質のアミノ酸配列が変化すると，その機能に異常を起こすことがある（図4-6）。

（2）二 次 構 造

ポリペプチド鎖につくられる規則的な立体構造（α-ヘリックス，β-シート）を二次構造という（図4-7）。

ポリペプチド鎖は，部分的な立体構造をつくる。ポリペプチド鎖中では，C=O基とN-H基との間（OとH）に生じる水素結合によって，コイル状のらせん構造（α-ヘリックス）や波板状のジグザグ構造（β-シート）ができる。

コラーゲンヘリックス：コラーゲンは，ポリペプチド鎖がαヘリックスよりも開いた3本鎖らせん構造をつくっており，たんぱく質の二次構造の1つである。

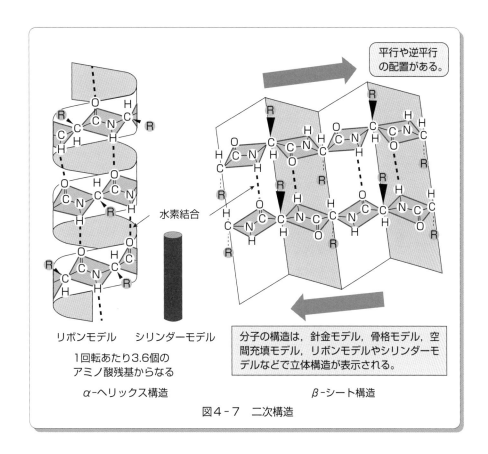

平行や逆平行の配置がある。

水素結合

リボンモデル　シリンダーモデル

1回転あたり3.6個のアミノ酸残基からなる

α-ヘリックス構造

分子の構造は，針金モデル，骨格モデル，空間充填モデル，リボンモデルやシリンダーモデルなどで立体構造が表示される。

β-シート構造

図4-7　二次構造

トピック

感染型プリオンたんぱく質

狂牛病やクロイツフェルト・ヤコブ病は感染型プリオンたんぱく質が原因であることが知られている。感染型プリオンは，正常なプリオンを感染型の立体構造に変化（感染型のフォールディングに変化）させ，脳や神経に蓄積することが病気の原因となっている。

（3）三 次 構 造

　ポリペプチド鎖が折りたたまれてつくられる立体構造を**三次構造**という。

　たんぱく質は，ポリペプチド鎖がつくる二次構造が折りたたまれて立体構造をつく
る。ポリペプチド鎖の側鎖間に働く相互作用によって特有の立体構造をつくる。**たん
ぱく質の性質や機能は，その立体構造に依存しており，立体構造は一次構造によって
規定されている。**たんぱく質固有の立体構造を三次構造という（図4-8）。

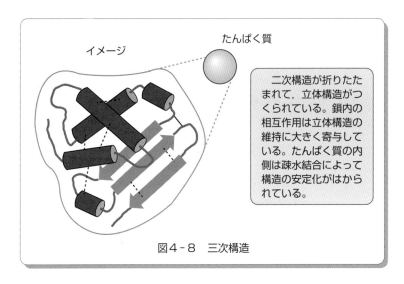

　イメージ

　たんぱく質

　二次構造が折りたた
まれて，立体構造がつ
くられている。鎖内の
相互作用は立体構造の
維持に大きく寄与して
いる。たんぱく質の内
側は疎水結合によって
構造の安定化がはから
れている。

図4-8　三次構造

　ポリペプチド鎖が折りたたまれて正しい立体構造をつくることを**フォールディング**
という。細胞内には，分子シャペロンと呼ばれるポリペプチド鎖のフォールディング
を助けるたんぱく質があることが知られている。たんぱく質の立体構造のなかには，
機能的な部分構造を構成しており，これを**ドメイン**という。

　ポリペプチド鎖間に働く主な相互作用には，**水素結合，疎水結合**（疎水性相互作用），
イオン結合，ジスルフィド結合（S-S結合）がある（図4-9）。ジスルフィド結合は，

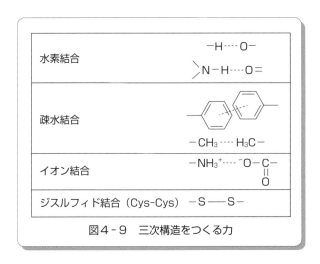

水素結合	$-H\cdots O-$
	$\rangle N-H\cdots O=$
疎水結合	
	$-CH_3\cdots H_3C-$
イオン結合	$-NH_3^+\cdots\ ^-O-C-$
ジスルフィド結合（Cys-Cys）	$-S-S-$

図4-9　三次構造をつくる力

システイン残基の側鎖間（-SH）の共有結合によって**シスチン**（Cys-Cys）を形成している。ジスルフィド結合は，化学的な処理がなければ切れない。

（4）四次構造

たんぱく質のなかには，複数のたんぱく質の会合によって働くものがある。その構造を四次構造と呼び，これを構成するたんぱく質を**サブユニット**という（図4-10）。

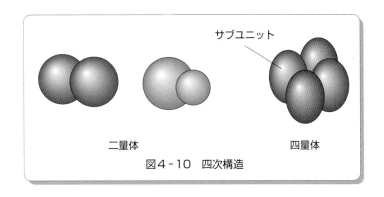

図4-10　四次構造

たんぱく質のなかには，複数のたんぱく質で構成された会合体をつくって働くものがある。会合体をオリゴマーといい，オリゴマーの空間的配置を四次構造という。会合体を構成するたんぱく質をサブユニットという。オリゴマーは，サブユニット間の，ジスルフィド結合，イオン結合，金属の配位結合などによって形成される。2つのサブユニットから構成されるものを二量体（ダイマー），4つのサブユニットから構成されるものを四量体（テトラマー）という。一般に偶数個のサブユニットで構成されることが多い。

ヘモグロビンは，α鎖とβ鎖のそれぞれ2つのサブユニットで構成される四量体（$\alpha_2\beta_2$）を形成している。ヘモグロビンは，運搬（輸送）たんぱく質として赤血球中に存在し，肺から末梢組織へ酸素を運んでいる。筋肉では，ミオグロビンが酸素の受け渡しを行う。ミオグロビンは，ヘモグロビンのサブユニットによく似た1本のポリペプチド鎖（単量体）からなる。

アイソフォーム：たんぱく質のなかには，**同じ機能をもつが構造がわずかに異なるもの**がある。アイソフォームといい，単一の遺伝子または遺伝子ファミリーから生じる高い類似性をもったたんぱく質である。酵素の場合は**アイソザイム**という。

乳酸デヒドロゲナーゼ（脱水素酵素）（LDH）には5つのアイソザイムがある。LDHは，H（heart）型とM（muscle）型のそれぞれ2つのサブユニットからなる四量体を形成している。LDH1（H4）は心筋に，LDH5（M4）は肝臓に多く存在しており，組織に最適な条件で働くよう，サブユニットの構成を変えた四量体を形成している（図4-11）。

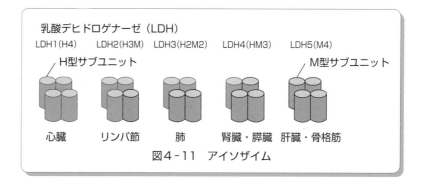

図4-11　アイソザイム

（5）たんぱく質の一般的性質

　たんぱく質は両性電解質である。たんぱく質は，それぞれに正負の荷電が等しくなるpHがあり，これを等電点という。等電点では溶解度が最小になり，沈殿を生じるものもある（等電点沈殿）。たんぱく質は，熱や酸・アルカリなどの物理的・化学的な処理により変性する。処理によっては不可逆的変性を起こし，凝固するものもある（図4-12）。

　たんぱく質の様々な働きは，その立体構造によって発揮されている。たんぱく質は，表面に露出する荷電側鎖〔リシン残基の（-NH₂），アルギニン残基の（-NH₂），アスパラギン酸・グルタミン酸残基の（-COOH），チロシン残基の（-OH），システイン残基の（-SH）など〕があって，水素イオンの移動によって正負の電荷をもつ両性電解質である。

　たんぱく質は，熱や酸・アルカリ，アルコールなどによって立体構造が壊れて働き

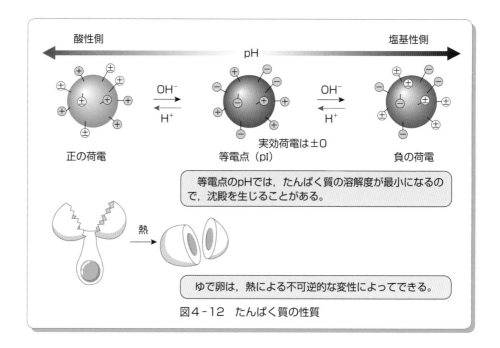

図4-12　たんぱく質の性質

を失う（失活）。**たんぱく質の立体構造（二次～四次構造）が壊れて性質が変化することを変性という。**

3.2　たんぱく質の分類

　たんぱく質は，分子形状から球状たんぱく質と繊維状たんぱく質に分類される。アミノ酸だけからなるたんぱく質を単純たんぱく質，アミノ酸以外の成分も含むものを複合たんぱく質という。たんぱく質は，構造・酵素・運搬（輸送）・貯蔵・収縮・防御・調節・受容体などの働きをもっている（表4-4）。

　たんぱく質は，アミノ酸組成から特殊性があまりないことから，さまざまな基準で分類されている。アミノ酸だけからなるたんぱく質を単純たんぱく質（アルブミン，グロブリン，プロタミン，ヒストンなど）と呼ぶ。アミノ酸の他に糖質，脂質，核酸，色素化合物や無機質を含むものがあり，これらは複合たんぱく質と呼ばれる。この他に，たんぱく質それぞれの存在場所（局在性）や溶ける性質（溶解性）などによって分類されている。

表4-4　たんぱく質の分類

分子形状による分類	球状たんぱく質	ポリペプチド鎖が糸まりのように巻き込んで，球状あるいは回転楕円体状になったものである。水などの溶媒に可溶なものが多く，可溶性たんぱく質と呼ばれることもある
	繊維状たんぱく質	らせん構造のポリペプチド鎖が何本も束になって，より糸のように繊維状になったものである。一般に溶媒に不溶であり，不溶性たんぱく質である
構成による分類	単純たんぱく質	アミノ酸だけからなるたんぱく質である。アルブミン*，グロブリン*，プロタミン，ヒストンなどがあげられる *厳密には少量の糖やリン酸などを含んでいるが，一般的に単純たんぱく質に分類される
	複合たんぱく質	アミノ酸の他に糖質，脂質，核酸，色素化合物や無機質を含むたんぱく質である。糖たんぱく質，リポたんぱく質，核たんぱく質，色素たんぱく質，リンたんぱく質，金属たんぱく質などに分類される
機能による分類	構造たんぱく質	生体構造のかたちをつくり，保持する。コラーゲン，ケラチン，アクチンなど
	酵素たんぱく質	触媒作用をもつ。生体内に数多く存在する生体触媒として働く
	運搬（輸送）たんぱく質	物質を運搬する働きをもつ。ヘモグロビンの他，血中のアルブミン，トランスフェリン，リポたんぱく質など
	貯蔵たんぱく質	栄養源や物質の貯蔵体となっている。フェリチン，カゼインなど
	収縮たんぱく質	筋収縮にかかわる。アクチン，ミオシンなど
	防御たんぱく質	生体防御にかかわる。免疫グロブリン，補体，フィブリノーゲンなど
	調節たんぱく質	細胞の機能を制御する働きをもつ。ペプチドホルモン，カルモジュリンなど
	受容体たんぱく質	ホルモンなどの情報を受け取り，細胞内に伝える働きをする。インスリン受容体など

演習
問題

1．アミノ酸の記述として正しいものをすべて選びなさい。

①たんぱく質を構成するアミノ酸は，10種類である。
②たんぱく質を構成するアミノ酸は，D型である。
③たんぱく質を構成する20種類のアミノ酸は，β-アミノ酸である。
④グリシンは，酸性アミノ酸に分類される。
⑤グリシンには，光学異性体であるD型とL型がある。
⑥アラニンは，必須アミノ酸である。
⑦ロイシンは，分岐アミノ酸に分類される。
⑧ロイシンは，糖原性アミノ酸である。
⑨セリンは，必須アミノ酸である。
⑩チロシンとフェニルアラニンは，芳香族アミノ酸である。
⑪ヒドロキシプロリンは，コラーゲンの構成アミノ酸である。
⑫チロシンは，芳香族アミノ酸に分類される。
⑬グルタミン酸は，芳香族アミノ酸である。
⑭アスパラギン酸は，中性アミノ酸である。
⑮リシンは，塩基性アミノ酸に分類される。
⑯オルニチンは，尿素サイクルの中間代謝物質である。
⑰メチオニンは，含硫アミノ酸である。
⑱トリプトファンは，分岐鎖アミノ酸である。
⑲プロトロンビンを構成するアミノ酸には，γ-カルボキシグルタミン酸がある。

2．ペプチドに関する記述として正しいものをすべて選びなさい。
⑳隣り合う2つのアミノ酸のカルボキシル基と水酸基の間で，ペプチド結合が形成される。

3．たんぱく質の構造と性質に関する記述として正しいものをすべて選びなさい。
㉑たんぱく質の二次構造とは，アミノ酸の配列順序のことである。
㉒たんぱく質の二次構造には，二重らせん構造がある。
㉓たんぱく質の変性は，たんぱく質の一次構造の分解によって生じる。
㉔ミオグロビンは，筋肉中に存在する。
㉕ヘモグロビンは，体内の組織に酸素を運ぶ運搬（輸送）たんぱく質である。
㉖ヘモグロビンは，4つのサブユニットから構成される。
㉗アイソザイムは，同一の構造をもち，異なる反応を触媒する。
㉘フェリチンは，皮膚・毛髪などに含まれる繊維状のたんぱく質である。
㉙酵素はたんぱく質で構成されている。

解答：⑦ ⑩ ⑪ ⑫ ⑮ ⑯ ⑰ ⑲ ㉔ ㉕ ㉖ ㉙

第 5 章

酵素の機能

酵素とは，体内の化学反応を促進する作用をもつたんぱく質である。

本章で学ぶこと・・・・・・・・・・・・・・・・・・・・・・・・・・・・・・・・・・・・

1. 酵素の反応と性質
- 活性化エネルギーを低下させ，化学反応を促進する作用をもつ物質を触媒という。
- 酵素は，体内で触媒として作用するたんぱく質である。
- 基質が酵素の活性部位に結合すると，化学反応が起こり，生成物が生じる。
- 酵素には特定の基質とだけ結合する基質特異性がある。
- 酵素には，反応に適した pH と温度がある。
- 酵素には，補因子を必要とするものがある。

2. 酵素の活性の調節
- 酵素と基質の結合に影響を与えることで酵素活性を調節することができる。
- 酵素の活性は，アロステリック効果，前駆体の限定分解，リン酸化・脱リン酸化などによって調節される。
- 代謝経路の中で，最終的な生成物が代謝の最初のほうの反応を活性化または不活性化することをフィードバック調節という。

3. 酵素の分類
- 酵素は，その反応の種類により大きく6種類に分類されている。

ふんわり理解！ 酵素の作用の仕組み

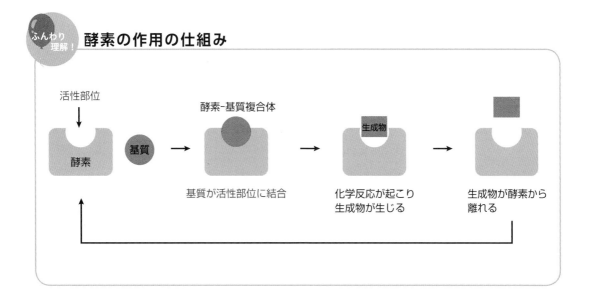

1．酵素の反応と性質

1.1　酵素の性質

（1）活性化エネルギーと触媒

　体内では，様々な化学反応が起こっている。それらを組み合わせて，代謝が行われている。化学反応が起こるのに必要なエネルギーを**活性化エネルギー**という（活性化エネルギーは，化学反応を進めるために越えなければならないエネルギーの山のようなものといえる）。通常，活性化エネルギーは高い。しかし，活性化エネルギーを低下させ，化学反応を促進する作用をもつ物質がある。このような物質を**触媒**という。酵素は体内で触媒として作用するたんぱく質であり，体内のわずかなエネルギーでも化学反応を進めることができる（例外として，RNA のなかには触媒作用をもつものがある）。つまり酵素の作用により代謝が体内で円滑に進むのである（図5 - 1）。

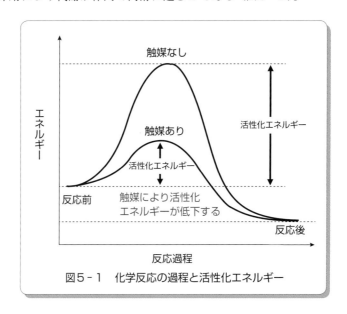

図5 - 1　化学反応の過程と活性化エネルギー

（2）酵素の作用の仕組み

　酵素の作用を受ける物質を**基質**，酵素の作用により生じる物質を**生成物**という。酵素には，基質が結合する場所があり，これを**活性部位**という。基質が活性部位に結合し，酵素-基質複合体を形成すると，酵素の作用により化学反応が起こる。酵素-基質複合体を形成することにより活性化エネルギーが低下するのである。化学反応によって生じた生成物は，酵素から離れていく。化学反応の前後で酵素に変化はなく，活性部位は空いた状態にあるので，再び基質が結合する。これらが繰り返されて化学反応が進んでいく（図5 - 2）。

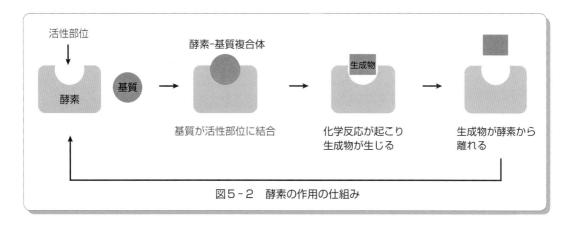

図5-2　酵素の作用の仕組み

（3）補　因　子

　酵素には，補因子を必要とするものがある。補因子が結合していない状態を**アポ酵素**と呼ぶ。この状態では触媒作用をもたない。アポ酵素に補因子が結合した状態を**ホロ酵素**と呼ぶ。この状態になると，触媒作用をもつ。補因子には，補酵素や金属イオンなどがある。補酵素の多くはビタミンからなる（図5-3）。

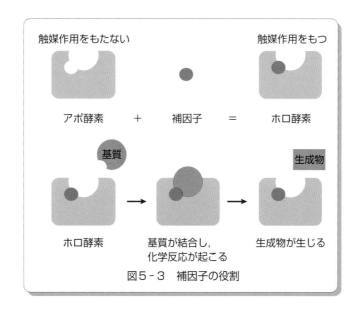

図5-3　補因子の役割

（4）アイソザイム

　同じ化学反応を触媒する働きをもつが，たんぱく質の構造や性質が異なる酵素がある。これを**アイソザイム**という（図5-4）。体内の各組織の環境や役割に合うように，酵素の構造や性質が変化したものと考えられる。例えば，乳酸デヒドロゲナーゼには5種類のアイソザイムがあり，各組織でその分布は異なっている（第4章参照）。

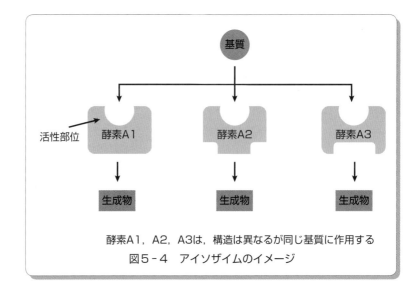

酵素A1，A2，A3は，構造は異なるが同じ基質に作用する

図5-4　アイソザイムのイメージ

（5）基質特異性

　酵素の活性部位は，窪んでおり，穴のようになっている。基質と活性部位はちょう
ど鍵と鍵穴のような関係にたとえることができる。活性部位（鍵穴）に当てはまるも
のだけが，酵素の基質（鍵）となるのである。このように，酵素が特定の基質とだけ
結合し，触媒作用をおよぼす性質を，**基質特異性**という（図5-5）。

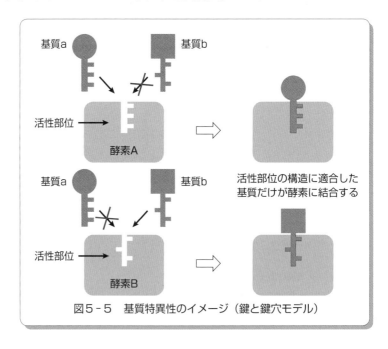

図5-5　基質特異性のイメージ（鍵と鍵穴モデル）

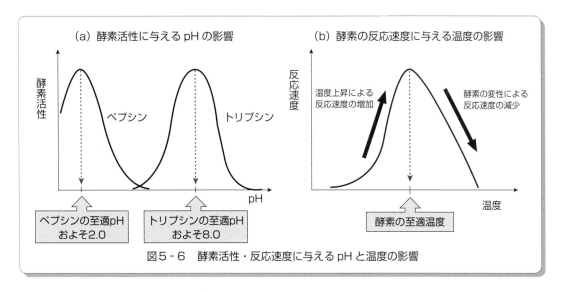

図5-6　酵素活性・反応速度に与えるpHと温度の影響

（6）至適pHと至適温度

　酵素の作用は，pHや温度に影響される。酵素はたんぱく質であるため，pHや温度の変化により構造が変化してしまう（第4章参照）。これにより酵素と基質の結合に影響が出てしまい，その結果，化学反応にも影響が出る。したがって，おのおのの酵素には，作用するのに適したpH（至適pH）や温度（至適温度）がある。

　例えば，小腸で作用するトリプシンは，至適pHがpH8.0付近だが，胃で作用するペプシンでは，至適pHがpH2.0付近である。このように同じたんぱく質分解酵素でも至適pHは異なる。トリプシンは小腸で，ペプシンは胃で働くのに適しているといえる（図5-6(a)）。

　また通常，化学反応は温度が高いほど反応速度は速くなる。しかし触媒として酵素が作用する場合，酵素はたんぱく質であるため，温度が高くなりすぎると変性してしまう。したがって，ある温度までは温度が高いほど反応速度は高くなるが，その温度よりも高くなると反応速度は下がってしまう（図5-6(b)）。体内で働く酵素は，体温付近でよく作用する酵素が多い。

1.2　酵素の反応

（1）酵素反応の速度

　酵素反応は，基質の濃度に影響される。基質の濃度が高ければ，より酵素と結合しやすくなるため，反応が速くなる。しかし，どんなに基質の濃度が高くなっても酵素反応の速度には限界があり，ある一定の速度以上にはならない。この速度を最大速度という（V_{max}と表す）。

　また，最大速度の1/2の速度になるときの基質の濃度をミカエリス定数という（K_mと表す）。K_mが小さいと，基質が少なくても酵素反応が速いということになる。つまり，酵素と基質が結合しやすいことを意味する（図5-7）。

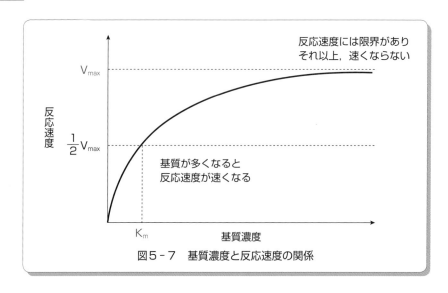

図5-7　基質濃度と反応速度の関係

（2）律速酵素

　いくつもの化学反応が組み合わさり，代謝が成り立っている。ある代謝経路において，最も遅い反応が，その代謝経路全体の反応の速度を決めている。その最も遅い反応を律速段階といい，その反応を触媒する酵素を律速酵素という（図5-8）。

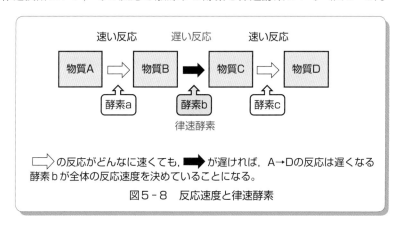

図5-8　反応速度と律速酵素

（3）酵素反応の阻害

　酵素反応を阻害する因子がある。これらの因子は，酵素に結合することにより，酵素反応を阻害する。例えば，基質と似た構造をもつ物質は，基質の代わりに酵素の活性部位に結合することができる。そのため，酵素と基質の結合が妨害され，酵素反応が阻害される（図5-9(a)）。また，酵素に結合し，酵素の構造を変化させる物質がある。酵素の構造が変化することにより，活性部位の構造も変化し，酵素と基質の結合に影響が及び，酵素反応が阻害されるのである（図5-9(b)）。

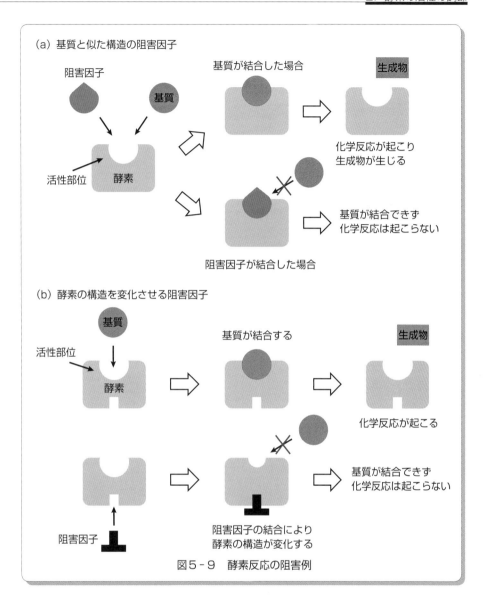

図5-9　酵素反応の阻害例

2. 酵素の活性の調節

2.1　酵素の活性化・不活性化

　前述のように酵素の活性部位に基質が結合し，酵素-基質複合体ができると，酵素の作用により生成物が生じる。したがって，酵素の構造を変化させ，活性部位に基質が結合できる（あるいは結合しやすい）状態にすると，酵素が作用する（あるいは作用しやすい）状態になる。これを**酵素の活性化**という。逆に酵素の構造を変化させ，活性部位に基質が結合できない（あるいは結合しにくい）状態にすると，酵素が作用しない（あるいは作用しにくい）状態になる。これを**酵素の不活性化**という。酵素を活性化あるいは不活性化する方法には以下のように様々な種類がある。

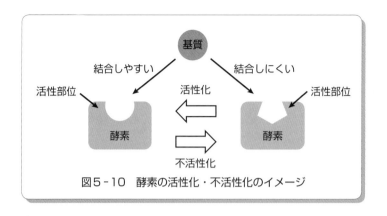

図5-10　酵素の活性化・不活性化のイメージ

（1）アロステリック効果

　活性部位とは別の部位に，基質以外の物質が結合することにより，構造が変わる酵素がある。これに伴い，活性部位の構造も変化し，この影響で酵素が活性化または不活性化する。この効果をアロステリック効果といい，効果を受ける酵素をアロステリック酵素，酵素に結合する物質をアロステリック因子という（図5-11）。

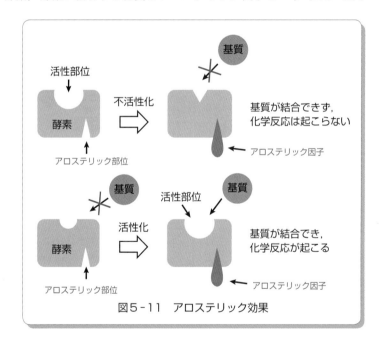

図5-11　アロステリック効果

（2）前駆体の限定分解

　酵素には前駆体(チモーゲン)というかたちをとるものがある。前駆体は，酵素活性をもたず，この状態から一部分を分解することで基質が結合できるようになり，酵素活性をもつ状態にすること(＝活性化)ができる(図5-12)。例えば，たんぱく質分解酵素のトリプシンは，体のたんぱく質を分解しないよう通常は前駆体であるトリプシノーゲンとなっており，消化器官に食物が入ってきたときにトリプシンとなる。

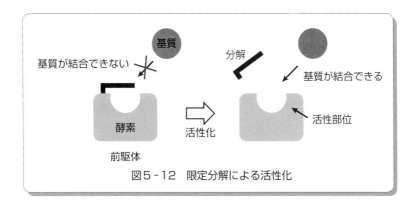

図5-12　限定分解による活性化

（3）化 学 修 飾

　酵素には，リン酸化や脱リン酸化などの化学修飾により調節を受けるものがある。リン酸を結合することをリン酸化といい，結合しているリン酸を取り外すことを脱リン酸化という。このリン酸化や脱リン酸化により，酵素の構造が変化し，酵素が活性化または不活性化するのである（図5-13）。例えば，グリコーゲンを分解する酵素のグリコーゲンホスホリラーゼは，リン酸化により活性化する。逆にグリコーゲンを合成する酵素のグリコーゲンシンターゼは，脱リン酸化されて活性化する。

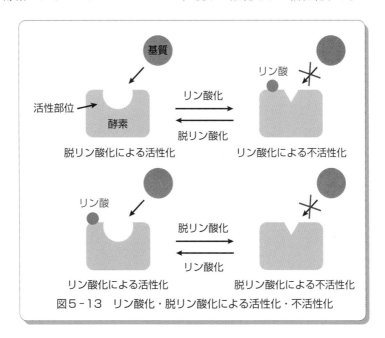

図5-13　リン酸化・脱リン酸化による活性化・不活性化

2.2　フィードバック調節

　代謝の調節は，生体の恒常性を維持するために重要である。代謝は，いくつもの化学反応の組み合わせにより成り立っている。そしておのおのの化学反応には酵素が触媒として作用している。したがって，代謝の調節は，酵素活性を調節することにより

可能となる（または，酵素の発現量の調節などによっても可能である）。

　一連の代謝のなかで，最終的な生成物が代謝の最初のほうの化学反応を触媒する酵素を活性化または不活性化する場合がある。これを**フィードバック調節**という（図5-14）。このときの酵素はアロステリック酵素であり，最終的な生成物はアロステリック因子である。フィードバック調節は，最終的な生成物が自身の生成量の調節をしていることになる。

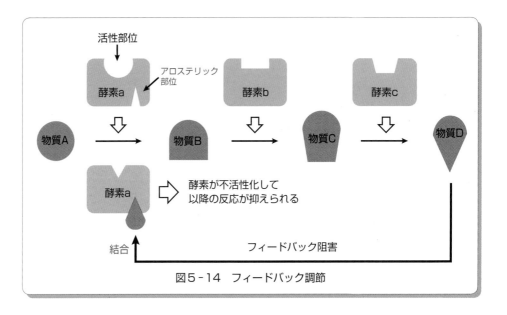

図5-14　フィードバック調節

3. 酵素の分類

3.1　酵素の分類

　これまでに数多くの酵素が知られており，系統的な分類がなされている。国際生化学・分子生物学連合（IUBMB）は，酵素を触媒する反応形式によって，以下の大きく6種類に分類している（表5-1）。

表5-1　酵素の分類

分類	触媒する反応
酸化還元酵素（オキシドレダクターゼ）	酸化還元反応を触媒する酵素
転移酵素（トランスフェラーゼ）	ある基質からアミノ基やメチル基などを別の基質に転移する反応を触媒する酵素
加水分解酵素（ヒドロラーゼ）	基質を加水分解（水を加えて分解）する反応を触媒する酵素
脱離酵素（リアーゼ）	水を加えず基質を分解し，二重結合を残す反応を触媒する酵素
異性化酵素（イソメラーゼ）	異性化（異性体をつくる）反応を触媒する酵素
合成酵素（リガーゼ）	2つの分子を結合させる反応を触媒する酵素

演習問題

以下の文章から正しいものをすべて選びなさい。

1．酵素の反応と性質

①活性化エネルギーが増加すると化学反応が起こりやすくなる。

②触媒とは，活性化エネルギーを低下させる役割をもつ物質である。

③酵素の基質が結合する部分を活性部位という。

④ホロ酵素に補因子が結合すると，アポ酵素となり，触媒機能をもつ。

⑤補酵素の多くはミネラルからなる。

⑥いくつもの化学反応を触媒することができる酵素をアイソザイムという。

⑦酵素は，特定の基質とのみ結合できる。

⑧酵素は温度が高ければ高いほど化学反応を促進させることができる。

⑨体内で作用する酵素はすべて中性でよく働く。

⑩基質濃度が高ければ高いほど，酵素反応の速度は速くなる。

⑪ミカエリス定数が高いほど，酵素と基質が結合しやすいことを示す。

⑫ある反応経路のなかで最も速い反応を触媒する酵素を律速酵素という。

2．酵素の活性の調節

⑬アロステリック因子が活性部位に結合することにより酵素が活性化あるいは不活性化する。

⑭消化酵素は前駆体という活性のない状態で分泌されていることがある。

⑮リン酸化や脱リン酸化で酵素の活性調節が行われる場合がある。

⑯代謝の最初のほうの生成物が，代謝の最後のほうの化学反応を触媒する酵素を調節することをフィードバック調節という

3．酵素の分類

⑰酵素はその触媒する反応の種類により大きく5種類に分類される。

解答：② ③ ⑦ ⑭ ⑮

第 6 章

糖質の代謝

　食物の成分として体外から取り込まれた栄養素，特に糖質・脂質・アミノ酸の三大栄養素（三大熱量素）は様々な化学反応を経て生体に必要なエネルギーとなり，また身体を構成する成分となる。そのなかでも糖質はエネルギーを産生する材料として中心的な働きをする。

本章で学ぶこと・・

1. 糖質の代謝の概要
   - グルコースは，解糖系・クエン酸回路・電子伝達系を経てエネルギーに変換される。
   - 過剰なグルコースは，グリコーゲンのかたちで貯蔵される。
   - グルコースは，乳酸やアミノ酸などからも産生される（糖新生）。
   - グルコースは，エネルギーだけでなく，核酸，アミノ酸，脂質などの材料となる。
2. ATP の役割
   - 生命活動には，物質がもつ自由エネルギーが利用される。
   - 一般的な化学反応と生体内の反応では結果が同じでも過程が異なる。
   - ATP は，細胞のエネルギー通貨である。
   - エネルギーは，ATP のリン酸エステル部分に蓄えられる。
3. 解　糖　系
   - 解糖系はすべての細胞の細胞質基質に存在する代謝である。
   - 1 分子のグルコースから 2 分子のピルビン酸あるいは乳酸ができる。
   - グルコースの分解で ATP がつくられるが，分解に酸素は必要ない。
   - 酸素が十分に供給されていると，ピルビン酸はミトコンドリア内に送られる。
   - 酸素が不足していると，ピルビン酸は乳酸となる。
   - グルコース以外のガラクトースやフルクトースなどもこの代謝で分解される。
4. クエン酸回路
   - 解糖系でできたピルビン酸は，ミトコンドリアのマトリックスに輸送される。
   - マトリックスでは，ピルビン酸が酸化分解を受け，アセチル CoA となる。
   - クエン酸回路は，ミトコンドリアのマトリックスに存在する。
   - クエン酸回路は，アセチル CoA が二酸化炭素に酸化分解される経路である。
   - ビタミン B_1（TDP），B_2（FAD），ナイアシン（NAD）が補酵素として使われる。
   - ビタミン B_1 は，糖代謝の必須ビタミンである。
   - 還元された補酵素（NADH，$FADH_2$）は，電子供与体として電子伝達系に送られる。
   - クエン酸回路は，糖，脂肪酸，アミノ酸，糖新生など多くの代謝にかかわる。
5. 酸化的リン酸化
   - 電子伝達系，酸化的リン酸化の酵素は，ミトコンドリア内膜に存在する。
   - 電子伝達系の酵素は，4 つの複合体からなる。
   - 還元型補酵素（NADH，$FADH_2$）を酸化型にしたときのエネルギーが ATP に変換される。

- 補酵素の酸化と ATP の合成が連動して行われるため，酸化的リン酸化という。
- 補酵素の酸化によって外れた電子は，酵素に渡された後，水（代謝水）となる。

6. 糖新生と糖質の合成
- 五炭糖リン酸回路は ATP を産生せず，リボース 5-リン酸や NADPH を産生する。
- グルクロン酸経路は ATP を産生せず，UDP-グルクロン酸を産生する。
- 余剰のグルコースはグリコーゲンとして保存され，グリコーゲンは必要に応じて分解される。
- グルコースが不足すると，乳酸やアミノ酸からグルコースがつくられる。
- 血糖値はホルモンにより糖質代謝が調節されて維持される。

ふんわり
理解！ **糖質代謝とその他の代謝との関係**

61

1．糖質の代謝の概要

　　糖質は，ヒトが体内でエネルギーを産生する際に使用する中心的な材料である。食物として摂取された様々なかたちの糖質は，体内への吸収のために消化管において単糖まで分解される。単糖は小腸から吸収され，必ず門脈を経て肝臓を通過してから全身に運ばれる。

　　エネルギー源として重要な単糖であるグルコースは，解糖系・クエン酸回路・電子伝達系を経てエネルギーに変換される。食物から摂取されたグルコースは大量であり，一度には消費できない。そのため，過剰なグルコースは，主に肝臓や筋肉においてグリコーゲンにつくり変えられて貯蔵される。また，グルコースは，脂肪酸や非必須アミノ酸の合成にも使用され，糖質以外の物質に変換される。

　　一方，空腹時など体外からグルコースが補給されないときには，貯蔵されたグリコーゲンが分解されてグルコースとして供給される。これに加えて，糖質以外の乳酸やアミノ酸などからもグルコースが産生され，エネルギーの材料として供給される。

2．ATPの役割

2.1　生体におけるエネルギー

（1）生命活動には物質がもつ自由エネルギーが利用される

　　ヒトの生命活動は，化学エネルギーを利用して営まれている。ヒトが食べ物として摂取する様々な物質は，それぞれ固有のエネルギーをもっている。そのうち生命活動に利用できるものを自由エネルギーという。

（2）一般的な化学反応と生体内の反応では結果が同じでも過程が異なる

　　燃焼を例にとると，一般的な化学反応では物質は酸素を消費して酸化され，二酸化炭素と水となる。そのときに炎が上がり，熱および光として自由エネルギーが取り出される。生体内では，高温の炎を上げての燃焼はできないので，物質は途中酸素を消費しながら少しずつかたちを変え，最終的に二酸化炭素と水になる。結果は同じであるが，取り出された自由エネルギーはATPというかたちで蓄えられる。

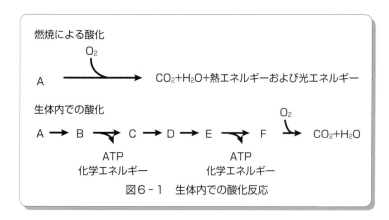

図6-1　生体内での酸化反応

（3）ATPは細胞のエネルギー通貨である

　物質から自由エネルギーを取り出すのは簡単ではないので，エネルギーが必要になってからでは間に合わない。そのため事前に物質から自由エネルギーを取り出し，ATPのような物質にエネルギーを貯めておくのである。ATPは，様々な生命活動に利用できるので，細胞にとってエネルギーの通貨のような役割を果たしている。

2.2　高エネルギーリン酸化合物

（1）エネルギーはATPのリン酸エステル部分に蓄えられる

　物質から取り出されたエネルギーは，ADP（アデノシン二リン酸）がATPとなるときのリン酸エステルに蓄えられる。蓄えられたエネルギーは，ATPがADPに加水分解してリン酸エステルが外れるときに取り出されて利用される（図6-2）。

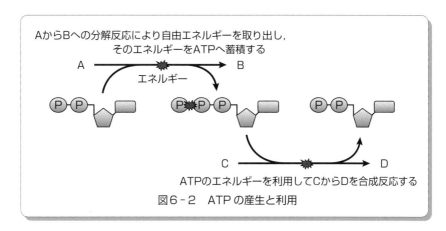

図6-2　ATPの産生と利用

（2）物質のエネルギーによりADPからATPができる様式には大きく2つある

　①**基質レベルのリン酸化**：高エネルギーリン酸化合物からリン酸がADPに移るかたちでATPができる様式（第6章参照）。

　②**酸化的リン酸化**：電子伝達系と共役（2つがセットになること）することで，無機リン酸がADPと結合するかたちでATPができる様式（本章「5. 酸化的リン酸化」参照）。細胞内で利用されるATPのほとんどがこの様式でつくられる。

（3）ATP以外にもエネルギーを蓄えられる物質がある。

　リン酸エステルは，物質から取り出された高いエネルギーを蓄えることができる。このようなリン酸エステルをもつ化合物を高エネルギーリン酸化合物という。細胞にとってATPは，最も普遍的な高エネルギーリン酸化合物である。しかし，用途によってはその他の化合物も利用される。

1）ヌクレオチド

　①　GTP（第9章参照）

②　CTP（第7章参照）

③　UTP（本章「6. 糖新生と糖質の合成」参照）

2）ヌクレオチド以外の化合物

①　1,3-ビスホスホグリセリン酸（本章「3. 解糖系」参照）

②　ホスホエノールピルビン酸（本章「3. 解糖系」参照）

③　クレアチンリン酸（第8章参照）

2.3　異化と同化

　ヒトは，食物から複雑で大きな物質を取り込んで，単純でより小さな物質に分解する。また，反対に単純で小さな物質を組み合わせて，より複雑で大きな物質を合成する。これらの分解と合成の一連の化学反応のつながりを代謝という。代謝のうち分解をする過程を異化，合成をする過程を同化という（図6-3）。

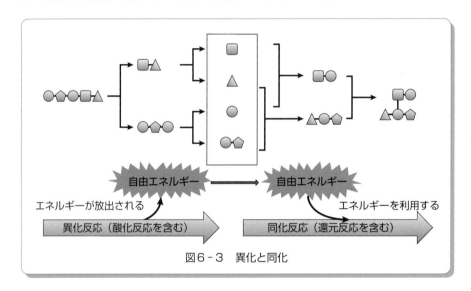

図6-3　異化と同化

（1）異化は物質から自由エネルギーを取り出す行程で，酸化反応を含む

　異化の工程では，酸化反応を多く利用して分子の大きな物質を分解する。その際，その物質がもっていた自由エネルギーをATPのような高エネルギーリン酸化合物に蓄える。そのエネルギーが様々な生命活動に利用できるようになる。また，分解によってできた小さな物質は，他の物質を合成する材料となる。

（2）同化は異化の工程で得られたエネルギーを利用する工程で，還元反応を含む

　同化の工程では，異化によって得られたエネルギーを利用して高分子の物質を合成する。その際に異化によって生じた低分子物質を材料として利用する。

（3）異化と同化は単なる逆反応ではなく，独立した経路である

　異化と同化は，同じ経路を逆向きに進むような関係ではなく，全く別々の経路として進行する。しかし，同化が進むためには異化によって得られたエネルギーと材料となる低分子物質が必要である。また，異化が進むためには同化によって得られた酵素が必要である。異化と同化は相互的な関係にある。

3. 解　糖　系

3.1　解糖系の概要

　解糖系はすべての細胞の細胞質基質に存在する代謝である。

　1分子のグルコースが2分子のピルビン酸あるいは乳酸となる代謝である。この代謝では酸素を必要とする反応はないが，酸素の供給が十分である場合，ピルビン酸はミトコンドリア内に送られる。酸素が不足している場合，ピルビン酸は乳酸へ代謝される。

　グルコース以外のガラクトースやフルクトースなどの糖もこの代謝経路に入る。

3.2　解　糖　系

　グルコースは10段階の酵素反応によりピルビン酸に酸化分解される。

　以下，図6 - 4 （①〜⑤），図6 - 5 （⑥〜⑪）にしたがってみてみよう。

（1）グルコースを2分割する準備段階

　グルコースが細胞内に取り込まれると，①ヘキソキナーゼは，グルコースの6番目の炭素にATPから外したリン酸を結合し，グルコース6-リン酸をつくる。

　この酵素は，生成物であるグルコース6-リン酸の濃度が高くなると阻害を受け，代謝の速度が遅くなる。ヘキソキナーゼは，解糖系全体の速度を調節することができる酵素（律速酵素）である。

　続いて異性化酵素である②グルコース6-リン酸イソメラーゼによりグルコース6-リン酸はフルクトース6-リン酸に変更される。

　③ホスホフルクトキナーゼは，ATPから外したリン酸をフルクトース6-リン酸の1番目の炭素に結合し，フルクトース1,6-ビスリン酸とする。

　ここまでの過程で，グルコースのリン酸化とフルクトース6-リン酸のリン酸化にATPが2分子消費され，グルコースを2分割する準備が終了する。

（2）ピルビン酸もしくは乳酸の生成

　④アルドラーゼは，フルクトース1,6-ビスリン酸を三炭糖リン酸であるグリセルアルデヒド3-リン酸とジヒドロキシアセトンリン酸に分割する。しかし，ジヒドロキシアセトンリン酸は，⑤トリオースリン酸イソメラーゼによりグリセルアルデヒド

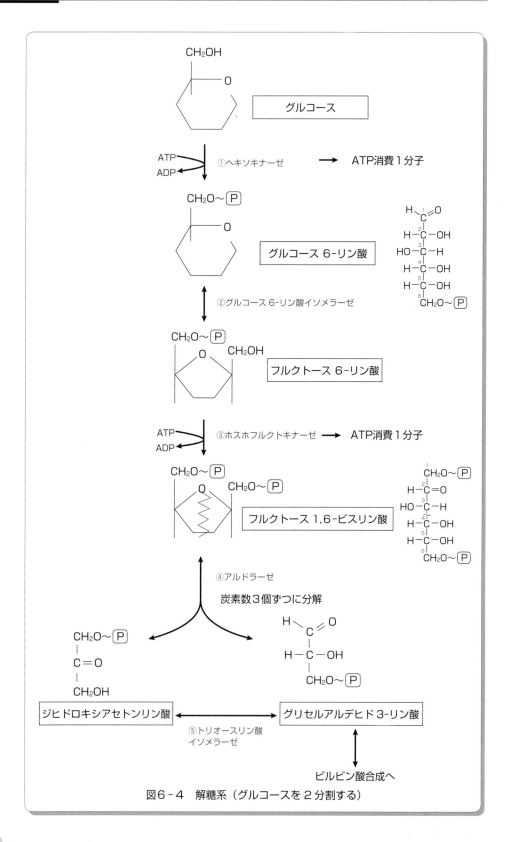

図6-4　解糖系（グルコースを2分割する）

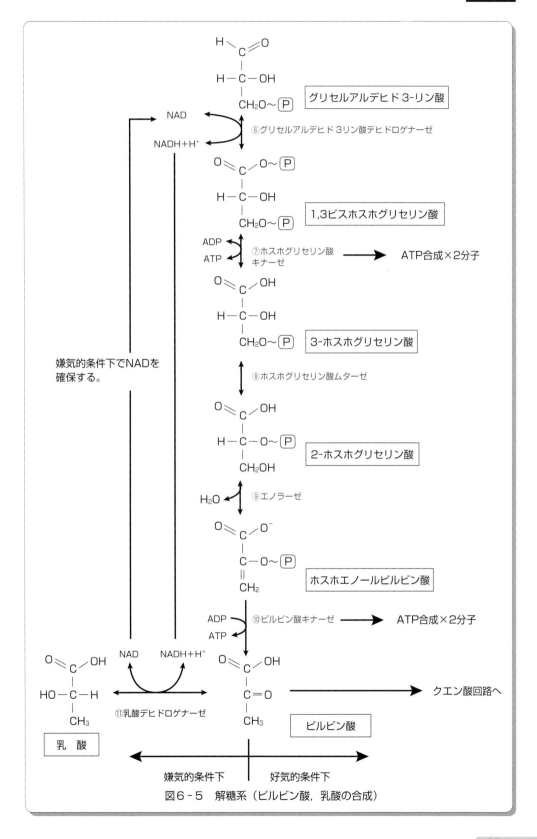

図6-5　解糖系（ピルビン酸，乳酸の合成）

3-リン酸に変換される。結局，1分子のフルクトース1,6-ビスリン酸から2分子のグリセルアルデヒド3-リン酸ができることになる。

　グリセルアルデヒド3-リン酸は，⑥グリセルアルデヒド3-リン酸デヒドロゲナーゼにより酸化と同時にリン酸化を受け，1,3-ビスホスホグリセリン酸となる。この酵素は補酵素NAD（ニコチンアミドアデニンジヌクレオチド）が必要であり，補酵素は水素を受け取り（還元），NADH（還元型NAD）となる。

　1,3-ビスホスホグリセリン酸は，⑦ホスホグリセリン酸キナーゼにより3-ホスホグリセリン酸となるが，このときADPをリン酸化してATPがつくられる。

　⑧ホスホグリセリン酸ムターゼは，3-ホスホグリセリン酸のリン酸基を2番目の炭素に移動し，2-ホスホグリセリン酸とする。

　⑨エノラーゼにより2-ホスホグリセリン酸から水分子が除かれ，ホスホエノールピルビン酸ができる。ホスホエノールピルビン酸は，体内で合成される化合物のなかで最もエネルギーが高い物質である。

　⑩ピルビン酸キナーゼによりホスホエノールピルビン酸からリン酸基が外れる。このとき発生するエネルギーを利用し，リン酸基をADPに転移し，ATPとピルビン酸をつくる。

　酸素が十分にある（好気的条件）場合，1分子のグルコースからできる最終産物は2分子のピルビン酸である。このピルビン酸はミトコンドリア内に移動する。

　酸素が不十分量である（嫌気的条件）場合，2分子のピルビン酸は⑪乳酸デヒドロゲナーゼにより還元され2分子の乳酸となる。この酵素は補酵素としてNADHが必要であるが，⑥グリセルアルデヒド3-リン酸デヒドロゲナーゼによる反応でできたNADHが利用される。酸化されたNADは再び⑥グリセルアルデヒド3-リン酸デヒドロゲナーゼの補酵素となり，NADが絶えず供給される。つまり解糖系は，嫌気的条件でもATPの産生が継続できることになる。

アルコール発酵

　酵母の糖代謝は，グルコースがピルビン酸になるまでの過程は同じである。嫌気的な条件ではピルビン酸を脱炭酸してアセトアルデヒドをつくり，さらにアルコールを生成する。

　パンをつくるとき，酵母の解糖系を利用し，発生するアルコール類がパンに香りを付け，二酸化炭素によって膨らみ，柔らかな食感をつくる。

　グルコース→2エタノール＋2二酸化炭素

赤血球と解糖系

　赤血球にはミトコンドリアがないため，エネルギー産生を解糖系に頼っている。解糖系の最終産物である乳酸は血液中に放出されることになる。

4. クエン酸回路（TCA サイクル）

4.1　外呼吸と内呼吸

　生命活動を維持するためにヒトは三大栄養素を酸化分解してエネルギーを得ている。栄養素を酸化分解するためには酸素が必要である。肺は，大気中の酸素を取り込み，二酸化炭素を放出している。このような外界とのガス交換を**外呼吸**という。

　これに対して，細胞内に取り込まれた酸素と二酸化炭素の交換を**内呼吸**という。

　細胞に取り込まれた酸素は，電子伝達系で利用される。クエン酸回路では酸素の利用はないが，二酸化炭素が産生される。

　すなわち，クエン酸回路と電子伝達系は内呼吸の場である。

4.2　代謝の概要

　解糖系でできたピルビン酸は，ミトコンドリアのマトリックスに輸送される。

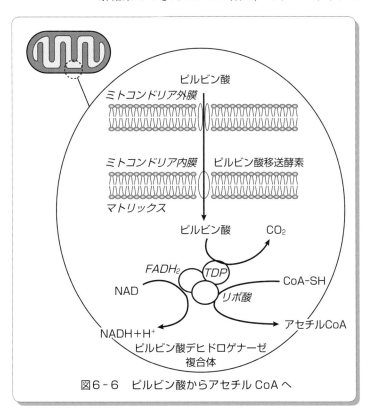

図6-6　ピルビン酸からアセチル CoA へ

　輸送されたピルビン酸は，酸化分解を受け，アセチルCoAとなる。

　クエン酸回路は，ミトコンドリアのマトリックスに存在し，アセチルCoAを二酸化炭素に酸化分解する経路である。酸化分解のために，ビタミンB₁（TDP），B₂（FAD），ナイアシン（NAD）が補酵素として使われる。特にビタミンB₁は糖代謝の必須ビタミンである。酸化分解後の補酵素（NADH，FADH₂）は，電子供与体として電子伝達系に送られる。

　クエン酸回路は，糖，脂肪酸，アミノ酸，糖新生など多くの代謝にかかわる。

（1）ピルビン酸の移行

　ピルビン酸はミトコンドリア内膜に輸送される。

　マトリックス内に存在する**ピルビン酸デヒドロゲナーゼ複合体**は，ピルビン酸を構成する3個の炭素のうちの1個を二酸化炭素に酸化分解する。このとき発生する大量のエネルギーを利用し，CoAと残りの2個の炭素が結合し，アセチルCoAができる（図

6-6）。

ピルビン酸デヒドロゲナーゼ複合体は，3種類の酵素複合体であり，補酵素として
チアミン二リン酸（ビタミン B_1 活性型 TDP），NAD，FAD，α-リポ酸，CoA などが必
要である。

この酵素は，アセチル CoA や NADH 濃度が上昇すると抑制を受ける。

（2）クエン酸回路（TCA サイクル）

図6-7をもとにクエン酸回路の反応を解説する。

①**クエン酸シンターゼ**は，炭素数4個のオキサロ酢酸にアセチル CoA の2個の炭
素が結合した炭素数6個のクエン酸を生成する。

②アコニターゼはクエン酸をイソクエン酸として酸化を受けやすい構造にする。

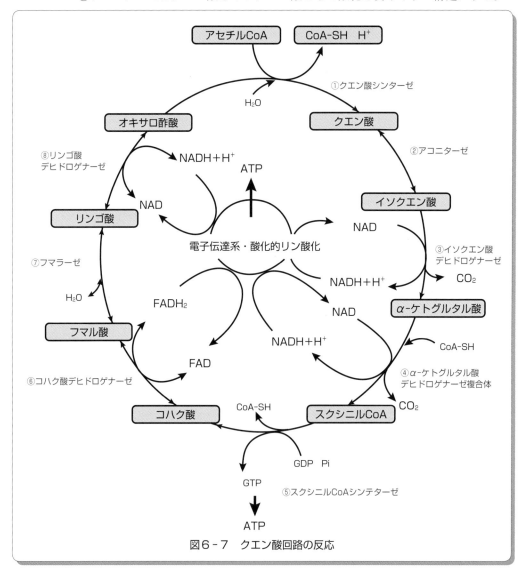

図6-7 クエン酸回路の反応

③イソクエン酸デヒドロゲナーゼによりイソクエン酸が酸化され、さらに脱炭酸により二酸化炭素が発生する。

この酵素は補酵素として NAD が必要であり、酸化の結果 NADH が生成される。クエン酸回路で最初の酸化反応である。イソクエン酸は、炭素数が 1 個少ない α-ケトグルタル酸となる。

④α-ケトグルタル酸デヒドロゲナーゼ複合体はピルビン酸デヒドロゲナーゼ複合体と同様に働く。すなわち、この回路で酸化と脱炭酸反応により NADH と二酸化炭素が発生する。このときに発生する大量のエネルギーを用いて、炭素数の 1 個少ないスクシニル CoA ができる。補酵素としてチアミン二リン酸〔ビタミン B_1 活性型（TDP）〕、NAD、FAD、α-リポ酸、CoA などが必要である。

⑤スクシニル CoA シンテターゼは、スクシニル CoA より CoA を切り離すときのエネルギーで、グアノシン二リン酸（GDP）からグアノシン三リン酸（GTP）を生成する。GTP は、細胞内で ADP にリン酸を渡し、ATP へ変換される（**基質レベルのリン酸化**）。クエン酸回路では、ATP ができる唯一の反応である。

⑥コハク酸デヒドロゲナーゼは、ミトコンドリア内膜に存在する酵素であり、コハク酸を酸化し、フマル酸とする。また、FAD が還元され $FADH_2$ が生成される。

⑦フマラーゼによりフマル酸は水分子が付加されリンゴ酸となる。

⑧リンゴ酸デヒドロゲナーゼは、リンゴ酸を酸化し、オキサロ酢酸とする。また補酵素である NAD は還元され NADH を生じる。オキサロ酢酸は、再びアセチル CoA が付加され、クエン酸回路が回る。オキサロ酢酸は、クエン酸回路が回るために必要不可欠な物質である。

ピルビン酸はクエン酸回路に入ると完全に二酸化炭素へ酸化分解される。1 分子のピルビン酸が酸化分解されるとき、補酵素である NAD、FAD が還元され、4 分子の NADH と 1 分子の $FADH_2$ ができる。さらに GTP（ATP）が 1 分子できる。

また、グルコースが酸化分解されるとき、ビタミン B_1 が消費されることになる。

クエン酸回路の役割

クエン酸回路は糖質、脂質、アミノ酸すべての酸化分解〔エネルギーの産生（異化）〕と生合成（同化）に働く両方向性の代謝経路である。

ミトコンドリア内のアセチル CoA はクエン酸から細胞質基質へ移動し、脂肪酸合成に使われる。α-ケトグルタル酸からはグルタミン酸が、オキサロ酢酸からはアスパラギン酸が合成される。スクシニル CoA からはポルフィリンなどが合成される。

エネルギー産生とビタミンB_1

ビタミン B_1 の欠乏によりクエン酸回路は障害を受ける。これにより、ピルビン酸が蓄積し、乳酸アシドーシスを招くことになる。糖代謝ではビタミン B_1 は必須ビタミンである。また、脂肪酸は直接アセチル CoA としてクエン酸回路で代謝されるため、ビタミン B_1 は消費量が少なくなる。脂質の酸化分解によるエネルギー産生ではビタミン B_1 は節約される。

5. 電子伝達系　酸化的リン酸化

5.1　代謝の概要

　電子伝達系，酸化的リン酸化の酵素は**ミトコンドリア内膜**に存在する。この代謝は，解糖系やクエン酸回路で還元された補酵素（NADH, FADH₂）を酸化型に戻すときのエネルギーで効率よく ATP をつくる。酸化と ATP の合成が連動して行われるため，この反応を**酸化的リン酸化**という。酸化された補酵素（NAD, FAD）は再びクエン酸回路で使われ，代謝が維持される。

　一方，補酵素の酸化で外れた電子は外呼吸で得た酸素に渡され，最終的に水（代謝水）ができる。

5.2　電子伝達系

　水力発電はダムに水を貯え，この水を流すことで，タービンを回して発電する。電子伝達系は，水力発電にたとえられる。各酵素複合体が水素イオンをミトコンドリアの2枚の膜の間に貯える。貯えられた水素イオンがミトコンドリアのマトリックス内に流れ込むとタービンである ATP シンターゼが回転し，ATP が合成される。

（1）電子伝達系，4個の複合体酵素

　電子伝達系と複合体の関係を図6-8からみてみよう。

　複合体Ⅰは，NADH を酸化し，得られた水素原子から電子を引き剥がす。このときに発生するエネルギーを動力源として，4個の水素イオンがミトコンドリアの膜間に汲み上げられる。複合体Ⅰはポンプの役割としても働く。一方，引き剥がされた電子（e⁻）は **CoQ（ユビキノン）**へ渡され，膜の中を移動して複合体Ⅲへ伝達される。

　複合体Ⅱは FADH₂ を酸化し，得られた水素原子から電子を引き剥がす。引き剥がされた電子は CoQ（ユビキノン）に渡され，**複合体Ⅲ**へ伝達される。

　伝達された電子は，複合体Ⅲで**シトクロム c（Cytc）**へ引き継がれ，さらに複合体Ⅳへ運搬される。この過程で，2個の水素イオンがミトコンドリアの膜間に汲み上げられる。

　複合体Ⅳではシトクロム c の電子が外呼吸で得られた酸素分子へ伝達される。電子を受け取った酸素分子はマトリックス内の水素イオンと結合し，水（代謝水）ができる。このときに発生するエネルギーを動力源として4個の水素イオンがミトコンドリアの膜間に汲み上げられる。複合体Ⅲはポンプの役割としても働く。

　NADH が酸化され，NAD となるとき，ミトコンドリア膜間腔に水素イオンが10個汲み上げられることになる。一方，FADH₂ は複合体Ⅱより電子伝達系に入るため，汲み上げられる水素イオンは6個となる。

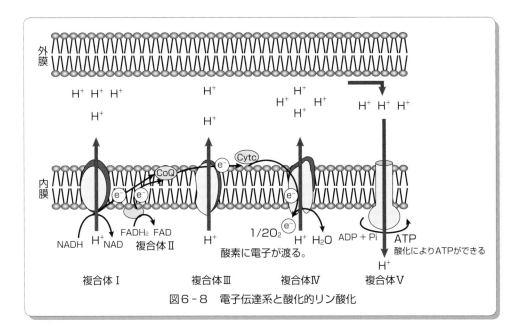

外膜

内膜

H⁺ H⁺ H⁺

H⁺

NADH　H⁺　NAD　FADH₂ FAD　複合体Ⅱ

H⁺

H⁺

CoQ

e⁻ e⁻

複合体Ⅰ

H⁺

e⁻　Cytc

1/2O₂　e⁻

H⁺ H₂O
酸素に電子が渡る。

複合体Ⅲ　複合体Ⅳ

H⁺ H⁺ H⁺

ADP + Pi　ATP
酸化によりATPができる

H⁺

複合体Ⅴ

図6-8　電子伝達系と酸化的リン酸化

5.3　酸化的リン酸化
(1) ATP の合成
1) 複合体Ⅴ（H⁺ 輸送 ATP シンターゼ）

　膜間腔に水素イオンが汲み上げられるので，ミトコンドリア内膜に電位差が起きる。水素イオンは，ミトコンドリアの膜間からH⁺ 輸送 ATP シンターゼを通して吸い込まれるようにマトリックス内に入る。この流れにより，タービンのように ATP シンターゼが回転する。このエネルギーを使って ADP から ATP が合成される（図6-8）。

　NADH や FADH₂ の酸化により発生するエネルギーを使い ADP をリン酸化することから酸化的リン酸化という。

5.4　脱共役による ATP 合成の調節
(1) 脱共役たんぱく質（UCP：uncoupling protein）

　ミトコンドリア内膜に存在するたんぱく質である。

　UCP-1 は，胎児の褐色脂肪細胞に存在する。UCP-2 は褐色脂肪細胞以外の細胞にも存在し，成人にも認められる。UCP-3 は骨格筋に存在する。

　UCP はミトコンドリア膜間腔に溜まった水素イオンをマトリックス内に移動させる。このため，ミトコンドリア内膜の電位差がなくなり，電子伝達系と ATP 合成の共役が解除される。結果として，ATP 合成は抑えられ，熱としてエネルギーが消費される（図6-9）。

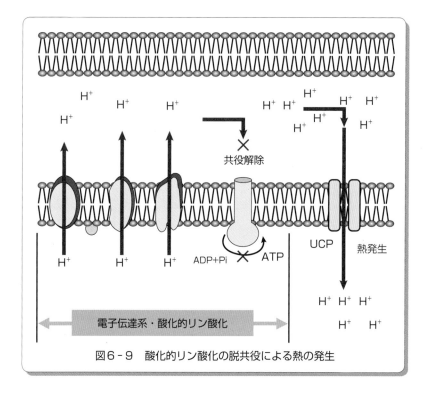

図6-9　酸化的リン酸化の脱共役による熱の発生

5.5　ATP 産生の収支

　グルコースは，酸素が十分にあるとき，解糖系で2分子のピルビン酸になる。この過程で，還元された補酵素NADHはミトコンドリア内に直接移動できない。NADHは電子伝達系で再酸化が行えないために，2つの特殊な仕組みで間接的に酸化されることになる。

　リンゴ酸-アスパラギン酸シャトルの場合は，間接的にNADHとしてミトコンドリア内に伝えられ，電子伝達系で酸化を受ける。

　グリセロール-リン酸シャトル利用の場合では，間接的にミトコンドリア内に$FADH_2$として電子伝達系に伝えられ，酸化を受ける。

　ミトコンドリア内に移動したピルビン酸はアセチルCoAとなり，クエン酸回路で二酸化炭素に酸化分解される。この代謝でできたNADHや$FADH_2$は電子伝達系にて再酸化を受ける。

（1）ATP の生産

　解糖系では，基質レベルのリン酸化により2分子のATPができる。また，好気的条件では，NADHはシャトルによりNADHもしくは$FADH_2$として電子伝達系で酸化を受ける。

　ピルビン酸がアセチルCoAとなるとき，NADHが産生される。

　クエン酸回路では，アセチルCoA1分子よりNADHが3分子，$FADH_2$が1分子

解糖系（リンゴ酸 - アスパラギン酸シャトル利用の場合）

2NADH → シャトル 2NADH → 電子伝達系・酸化的リン酸化　5ATP

　　　　　　　　　　　　　基質レベルのリン酸化　　　　　2ATP

クエン酸回路

　　　　　　　8NADH → 電子伝達系・酸化的リン酸化　20ATP

　　　　　　　2FADH$_2$ → 電子伝達系・酸化的リン酸化　3ATP

　　　　　　　　　　　　基質レベルのリン酸化　　　　　2ATP

　　　　　　　　　　　　　合　計　　　　　　　　　32ATP

解糖系（グリセロール - リン酸シャトル利用の場合）

2NADH → シャトル 2FADH$_2$ → 電子伝達系・酸化的リン酸化　3ATP

　　　　　　　　　　　　　基質レベルのリン酸化　　　　　2ATP

クエン酸回路

　　　　　　　8NADH → 電子伝達系・酸化的リン酸化　20ATP

　　　　　　　2FADH$_2$ → 電子伝達系・酸化的リン酸化　3ATP

　　　　　　　　　　　　基質レベルのリン酸化　　　　　2ATP

　　　　　　　　　　　　　合　計　　　　　　　　　30ATP

図6-10　グルコース1分子からできるATP量

できる。基質レベルのリン酸化により1分子のATPができる。

　電子伝達系で膜間腔に移動した水素イオンがミトコンドリアクリステに戻るとき，酸化的リン酸化によりNADHから2.5分子のATPが，FADH$_2$から1.5分子のATPが生成されると考えられている。

　したがって，グルコース1分子よりピルビン酸が2分子できるので，ATPは30〜32分子つくられることになる（図6-10）。

6. 糖新生と糖質の合成

6.1　五炭糖リン酸回路

　五炭糖リン酸回路（ペントースリン酸回路）は解糖系を脇にそれた側路であり，最後に解糖系に戻る。この回路は ATP を産生しない。大きく二段階に分かれている。第一は NADPH を産生する不可逆的な段階である。第二はリボース 5-リン酸を産生する可逆的な段階である（図 6-11）。

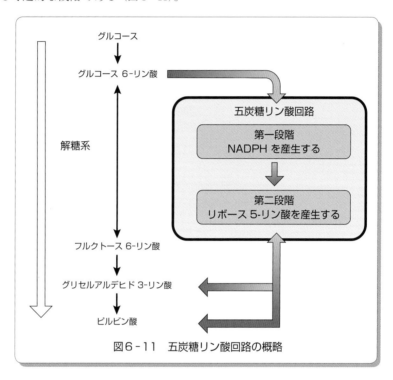

図6-11　五炭糖リン酸回路の概略

（1）第　一　段　階

　解糖系のグルコース 6-リン酸から 6-ホスホグルコノラクトンと 6-ホスホグルコン酸を経てリブロース 5-リン酸となる工程である。この工程は不可逆的で，1 分子のグルコース 6-リン酸から 2 分子の NADPH を生じる（図 6-12）。

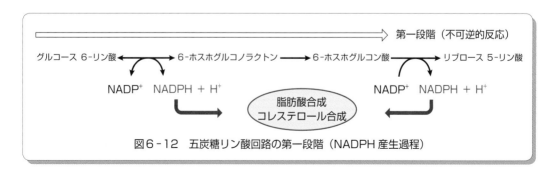

図6-12　五炭糖リン酸回路の第一段階（NADPH 産生過程）

（2）第二段階

　第一段階で生じたリブロース 5-リン酸から**リボース 5-リン酸**を生じた後，フルクトース 6-リン酸またはグリセルアルデヒド 3-リン酸となって解糖系に戻る。この工程は可逆的で逆からも進行する。糖のリン酸エステルが炭素原子をやり取りするような反応が起こるため，三〜七炭糖のリン酸エステルを生じる（図6-13）。

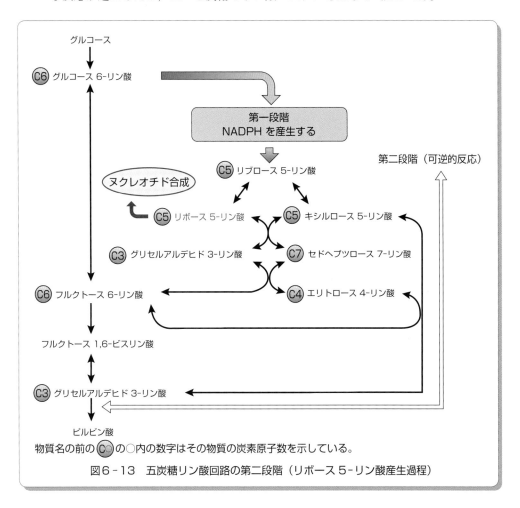

物質名の前の (C○) の○内の数字はその物質の炭素原子数を示している。

図6-13　五炭糖リン酸回路の第二段階（リボース 5-リン酸産生過程）

（3）五炭糖リン酸回路の果たす役割

　①**NADPH の産生**：産生した NADPH は脂肪酸やコレステロールの合成（第7章参照）あるいは還元反応に利用される。

　②**リボース 5-リン酸の産生**：産生したリボース 5-リン酸は**ヌクレオチド合成**（第9章参照）の材料となる。

　③上記の理由から，第一段階の反応は脂質代謝の盛んな肝臓，脂肪組織，副腎皮質などで活発である。第二段階の反応はすべての細胞で使われる。

6.2　グルクロン酸経路

　グルクロン酸経路も五炭糖リン酸回路と同じように解糖系の側路である。一部グリコーゲン合成と重なり，最後は五炭糖リン酸回路とも接続している。この経路はATPを産生しない。解毒反応に必要な**UDP-グルクロン酸**を産生する。

（1）グルクロン酸経路の概略

　図6-14をもとにグルクロン酸経路をみてみよう。グルクロン酸経路の最初の段階は，解糖系のグルコース6-リン酸から側路にそれて，グルコース1-リン酸を経てUDP-グルコースができる工程である。ここまではグリコーゲン合成と同じ経路である（本章「6.3（1）グリコーゲンの合成」参照）。

　次の段階はUDP-グルクロン酸やL-グロン酸を経てキシルロース5-リン酸となり，五炭糖リン酸回路につながる。

　グルクロン酸経路の果たす役割は下記の通りである。

①**UDP-グルクロン酸の産生**：産生したUDP-グルクロン酸は解毒反応の一種であるグルクロン酸抱合や，ヒアルロン酸などの合成に利用される。

②この経路はATPを産生しない。

③**アスコルビン酸の合成**：一般的な動植物は，この経路の途中にできるL-グロン酸をもとにアスコルビン酸を合成する。ヒトを含む霊長類はこの反応に必要な酵素の一部（グロノラクトンオキシダーゼ）を欠失しているのでアスコルビン酸を合成できない。そのため，アスコルビン酸をビタミンCとして食物から摂取しなければならない。

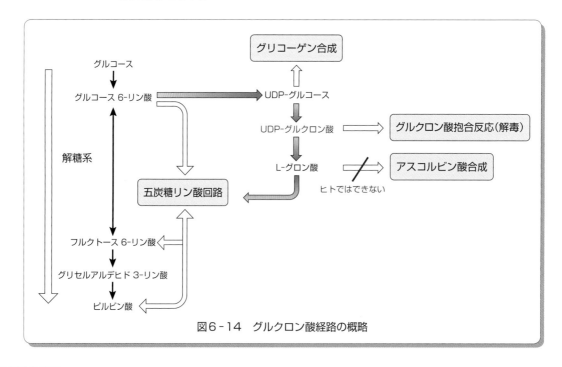

図6-14　グルクロン酸経路の概略

6.3 グリコーゲンの合成と分解

　食後に大量に吸収されたグルコースは一度に消費しきれないので，余剰分はグリコーゲンにつくり変えられて貯蔵される。空腹時などにグルコースが不足すると貯蔵されていたグリコーゲンが分解されてグルコースとなる。そのグルコースが血液中に放出されたり，その細胞自身に利用されたりする。

　以下，図6-15をもとにこれらの仕組みをみてみよう。

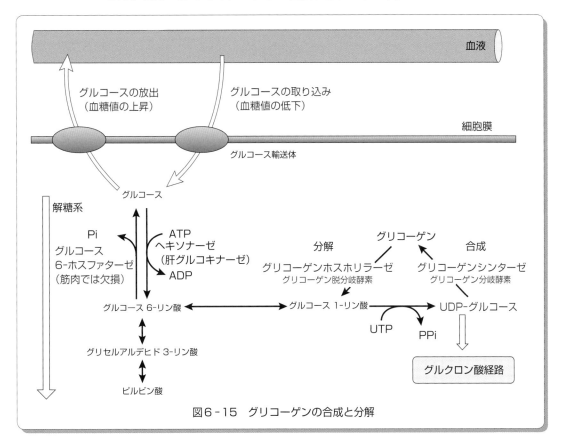

図6-15　グリコーゲンの合成と分解

（1）グリコーゲンの合成

　グリコーゲンの合成の最初の段階は解糖系のグルコース6-リン酸から側路にそれて，グルコース1-リン酸を経て **UDP-グルコース** ができる工程である。ここまではグルクロン酸経路と同じである。細胞内の ATP 量が十分になると解糖系の速度が鈍る。その結果，グルコース6-リン酸の量が増加し，UDP-グルコースの産生が盛んになる。

　産生された UDP-グルコースは，グリコーゲン合成の直接の材料となる。

　グリコーゲンは α(1,4) グリコシド結合でできた主鎖と α(1,6) グリコシド結合によってできた枝分かれをもつ。そのため合成には2種類の酵素が必要である。主鎖の α(1,4) グリコシド結合は**グリコーゲンシンターゼ**によって，枝分かれの α(1,6) グリ

コシド結合は**グリコーゲン分岐酵素**によってつくられる。

（2）グリコーゲンの分解

グリコーゲンは，分解されてグルコース 1-リン酸となる。

細胞内のグルコースの需要が高まるとグリコーゲンの分解が始まる。合成の際と同様に，$\alpha(1,4)$ および $\alpha(1,6)$ グリコシド結合は別々の酵素によって分解される。$\alpha(1,4)$ グリコシド結合は**グリコーゲンホスホリラーゼ**による加リン酸分解を受けて，グルコース 1-リン酸を生じる。枝分かれの $\alpha(1,6)$ グリコシド結合は**グリコーゲン脱分岐酵素**によって分解される。

生じたグルコース 1-リン酸はグルコース 6-リン酸を経て利用される。

①肝臓ではグルコース 6-リン酸は**グルコース 6-ホスファターゼ**によってグルコースとなり血液中に放出されて血糖値の上昇につながる。

②筋肉は**グルコース 6-ホスファターゼ**を欠損しているのでグルコース 6-リン酸はグルコースとならない。そのためグリコーゲンを分解しても細胞外には放出できず，筋肉内で利用されるだけで血糖値に影響しない。

（3）グリコーゲンの代謝は**ホルモンによって調節されている**

グリコーゲンシンターゼとグリコーゲンホスホリラーゼはホルモンによる調節を受け，グリコーゲンの合成と分解が同時進行しないよう活性が調節されている。

①アドレナリンやグルカゴンなど血糖値を上昇させるホルモンの刺激は，グリコーゲンホスホリラーゼの活性を上昇させるとともに，グリコーゲンシンターゼの活性を低下させる。その結果生じたグルコースが血液中に放出されて血糖値を上昇させる。

②一方で，血糖値を下げる唯一のホルモンであるインスリンの刺激は，アドレナリンやグルカゴンとは逆に作用し，グリコーゲンホスホリラーゼの活性を低下させるとともに，グリコーゲンシンターゼの活性を上昇させる。そのためグリコーゲン合成が活発となり，細胞はより多くのグルコースを取り込むため血糖値を低下させる。

6.4　糖 新 生

細胞内でグルコースを合成する経路で主に肝臓で行われる。空腹時や飢餓時など体外からグルコースの補給がないときに血糖値を維持するために働いている。

グルコースの合成材料として嫌気的解糖で生じた乳酸やクエン酸回路の中間体などグルコースが分解する途中の物質が使われる。また，糖以外のアミノ酸も材料となる。基本的にはグルコースを分解する解糖系を逆向きに進むが，解糖系には逆に進めない 3 カ所の不可逆反応（ヘキソキナーゼ，ホスホフルクトキナーゼ，ピルビン酸キナーゼ）があるので（本章「3. 解糖系」参照），その部分だけは別の酵素による迂回路を通る（図 6-16）。

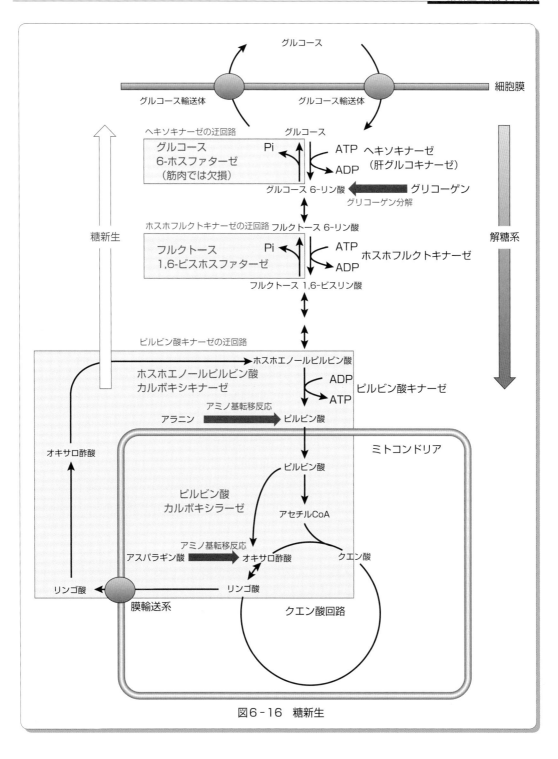

図6-16　糖新生

（1）ピルビン酸キナーゼの迂回路

　この迂回路はほかの 2 つと異なり，1 つの酵素で簡単に迂回することはできない。また，細胞質内だけでは迂回することができないため，ミトコンドリア内の経路を必要とする。

　①ピルビン酸はミトコンドリア内で直接オキサロ酢酸となる。

　細胞質で生じたピルビン酸はミトコンドリア内に移行し，**ピルビン酸カルボキシラーゼ**によってオキサロ酢酸になる。

　②生じたオキサロ酢酸はリンゴ酸となって細胞質に出る。

　オキサロ酢酸はミトコンドリア膜を通過できないため，クエン酸回路を逆行してリンゴ酸に変換される。リンゴ酸はミトコンドリア膜の輸送系を経て細胞質に出る。

　③細胞質に出たリンゴ酸はホスホエノールピルビン酸となる。

　細胞質に出たリンゴ酸はオキサロ酢酸に戻ったのち，**ホスホエノールピルビン酸カルボキシキナーゼ**によってホスホエノールピルビン酸となる。

（2）ホスホフルクトキナーゼの迂回路

　ホスホエノールピルビン酸は解糖系を逆行してフルクトース 1,6-ビスリン酸となるが，解糖系の酵素ホスホフルクトキナーゼは不可逆酵素なので，**フルクトース 1,6-ビスホスファターゼ**の作用によりフルクトース 6-リン酸となる。

（3）ヘキソキナーゼ（肝グルコキナーゼ）の迂回路

　フルクトース 6-リン酸は解糖系を逆行してグルコース 6-リン酸となるが，解糖系の酵素ヘキソキナーゼは不可逆酵素なので，**グルコース 6-ホスファターゼ**の作用によりグルコースとなる。生じたグルコースはグルコース輸送体（グルコーストランスポーター）を通過して細胞外に出る。

（4）筋肉はグルコース 6-ホスファターゼを欠損している

　糖新生の盛んな肝臓では，産生されたグルコースが血糖として細胞外に放出される。筋肉はグルコース 6-ホスファターゼを欠損しているのでグルコース 6-リン酸はグルコースに変換されず，糖新生ができない。

6.5　血糖の調節

　ヒトの細胞は，その活動に必要なエネルギーを主にグルコースから得ている。特に脳や赤血球はそのほとんどをグルコースに頼っている。血液中のグルコース濃度（血糖値）は身体を構成する細胞によるグルコースの消費と供給のバランスにより一定の範囲に保たれている（図 6-17）。健常人の血糖値は空腹時で 70〜90mg/dL，食後は140mg/dL 程度まで上昇したのち，元の値に戻る。血糖値は，主にホルモンによって調節されている。

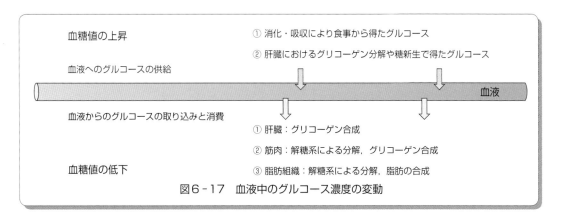

図6-17　血液中のグルコース濃度の変動

（1）血糖値を下降させるホルモン

血糖値を低下させる唯一のホルモンは，**インスリン**である（図6-18）。

食後，消化・吸収により体内に取り込まれたグルコースにより血糖値が上昇すると，膵臓ランゲルハンス島B細胞よりインスリンが血液中に分泌される。

①筋肉や脂肪組織に働いてグルコースの取り込みを促進し，その利用を高める。

②筋肉や肝臓においてはグリコーゲンの合成を促進する。

③筋肉や脂肪組織においては解糖反応を促進する。

④これらの結果，血液中のグルコースは末梢組織に取り込まれ，肝臓からのグルコースの供給が低下するため血糖値は下がる。

（2）血糖値を上昇させるホルモン

血糖値を上昇させるホルモンは複数ある。代表的なものを3つあげる（図6-18）。

①**グルカゴン**：膵臓ランゲルハンス島A細胞から分泌される。

　　肝臓に対してグリコーゲンの合成を抑制，分解を促進。糖新生を促進。

②**アドレナリン**：副腎髄質から分泌される。

　　肝臓に対してグリコーゲンの合成を抑制，分解を促進。

　　筋肉に対してグリコーゲンの分解を促進。

③**コルチゾール**（グルココルチコイド）：副腎皮質から分泌される。

　　肝臓に対して糖新生を促進。

④これらの結果，肝臓からのグルコースの放出が増加するため血糖値は上がる。

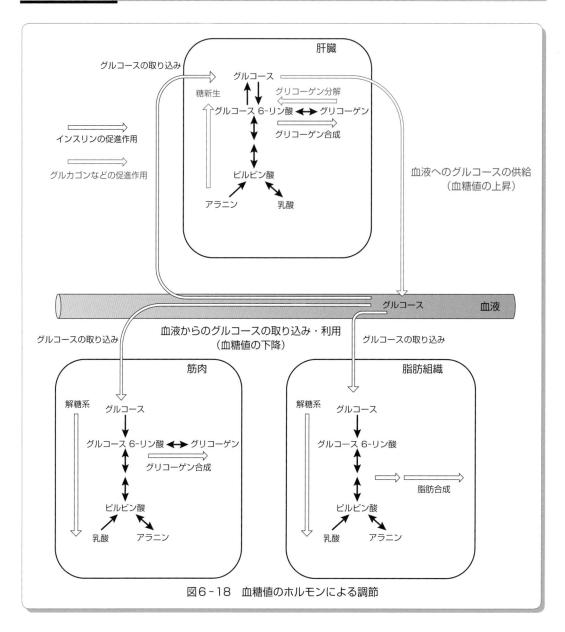

図6-18　血糖値のホルモンによる調節

演習問題

1. 解糖系の記述として正しいものをすべて選べ。
 ①解糖系はミトコンドリア内に存在する。
 ②解糖系はグルコースがアセチル CoA に分解される。
 ③この代謝では酸素がなくても ATP ができる。
 ④酸素が十分に供給されていると乳酸はミトコンドリア内に送られる。
 ⑤ 1 分子のグルコースから 2 分子のピルビン酸ができる。
 ⑥嫌気的条件では乳酸を生成し，補酵素 NAD を補う。

2. クエン酸回路の記述として正しいものをすべて選べ。
 ⑦嫌気的条件でピルビン酸はミトコンドリア内でアセチル CoA となる。
 ⑧クエン酸回路に関与する酵素はリボソームに存在する。
 ⑨アセチル CoA が二酸化炭素に完全に酸化される回路である。
 ⑩クエン酸回路は三大栄養素に共通した代謝経路である。
 ⑪クエン酸回路の中間代謝物質は直接酸素と反応して二酸化炭素を生じる。
 ⑫アセチル CoA はオキサロ酢酸と反応してクエン酸となる。

3. 電子伝達系・酸化的リン酸化の記述として正しいものをすべて選べ。
 ⑬電子伝達系の電子受容体は水素分子である。
 ⑭脱共役たんぱく質（UCP）は ATP の合成を促進する。
 ⑮酸化的リン酸化はミトコンドリアで進行する。
 ⑯ 1 分子のグルコースから 30～32 分子の ATP が合成される。
 ⑰電子伝達系と共役して ATP を合成することを基質レベルのリン酸化という。
 ⑱細胞中で酸素を消費し，二酸化炭素を生ずる一連を外呼吸という。

解答：③ ⑤ ⑥ ⑨ ⑩ ⑫ ⑮ ⑯

参考文献

 ・D.Voet, J.G.Voet 著，田宮信雄，村松正実，八木達彦，吉田　浩 訳：『ヴォート
　生化学』，東京化学同人，1993
 ・上代淑人 監訳：『イラストレイテッド ハーパー・生化学』原書 23 版，丸善出版，
　1993
 ・日本生化学会 編：『細胞機能と代謝マップ　Ⅰ．細胞の代謝・物質の動態』，東京
　化学同人，1997
 ・木元幸一，後藤　潔 編著：『N ブックス　人体の構造と機能　三訂　生化学』，建
　帛社，2016
 ・鈴木敬一郎，本家孝一，大河原知水，藤原範子 編著：『カラーイラストで学ぶ　集
　中講義　生化学』，メジカルビュー社，2011

第 7 章

脂質の代謝

　脂質は，生体膜の構成成分であり，代謝によって，胆汁酸，ビタミン，ステロイドホルモンなどに変換される。また，脂質は，生命活動において重要なエネルギー源である。脂質の分解代謝によって得られるエネルギーは糖質に比べて非常に多く，細胞内代謝において重要な役割を果たしている。

本章で学ぶこと ●●

1．脂肪酸の生合成
- 脂肪酸は，エネルギー産生に使われなかった余剰のアセチル CoA から合成される。
- 脂肪酸の生合成は，主に肝臓や脂肪組織の細胞質ゾルで行われる。

2．脂肪酸の酸化（β 酸化）
- β 酸化は，脂肪酸を分解してアセチル CoA を生成する反応である。
- β 酸化は，ミトコンドリアのマトリックスで行われる。
- β 酸化において，脂肪酸のミトコンドリア内膜通過には，カルニチンが必要である。
- β 酸化が亢進すると，ケトン体が生成する。

3．不飽和脂肪酸の代謝
- 不飽和脂肪酸の合成は，飽和脂肪酸への二重結合の導入により行われる。

4．エイコサノイド（イコサノイド）の代謝
- エイコサノイドは，炭素数 20 の不飽和脂肪酸から合成される。
- エイコサノイドには，n-6 系でジホモ-γ-リノレン酸とアラキドン酸に由来するエイコサノイドと，n-3 系であるイコサペンタエン酸に由来するエイコサノイドがある。

5．トリアシルグリセロールの代謝
- トリアシルグリセロールは，摂取エネルギーよりも消費エネルギーが多い場合，ホルモン感受性リパーゼにより，グリセロールと脂肪酸に分解される。

6．コレステロールと胆汁酸の合成
- コレステロールは，主に肝臓と小腸の細胞質ゾルでアセチル CoA から合成される。
- コレステロールは，胆汁酸，ステロイドホルモン，ビタミン D の合成材料となる。
- 胆汁酸は，肝臓でコレステロールから合成される。

7．脂質の輸送と蓄積
- リポたんぱく質は，生体内の脂質輸送体としての役割を担う。
- リポたんぱく質には，キロミクロン，VLDL，IDL，LDL，HDL がある。

ふんわり理解！ 脂肪酸の代謝マップ

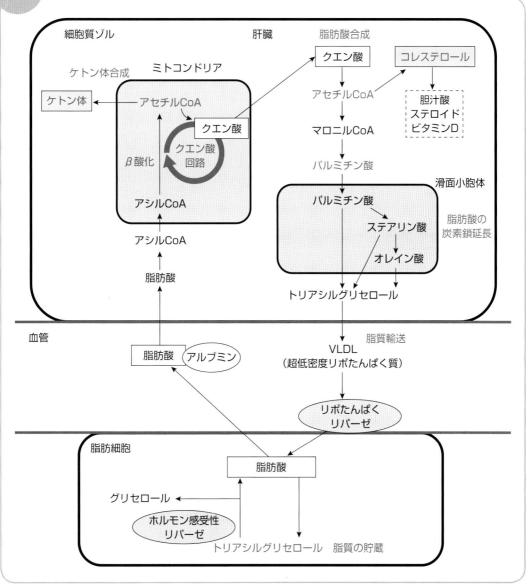

1. 脂質代謝の概要

　消費エネルギーよりも摂取エネルギーが多い場合，脂質は，細胞質ゾルにおいてアセチル CoA から合成される。合成された脂質は，血液を介し，脂肪細胞に運搬される。そこで，脂質は貯蔵される。一方，摂取エネルギーよりも消費エネルギーが多い場合，脂肪細胞に蓄えられた脂質は，脂肪酸とグリセロールに分解され，血中に放出される。脂肪酸は，肝臓などの組織に取り込まれる。細胞内に取り込まれた脂肪酸は，ミトコンドリアにおいて，β 酸化によりアセチル CoA にまで代謝される。さらに，クエン酸回路，電子伝達系を経て，多量のエネルギーを産生する。β 酸化が亢進した場合，ケトン体が合成される。また，コレステロールは，アセチル CoA から合成される（ふんわり理解！「脂肪酸の代謝マップ」）。

2. 脂肪酸の生合成

　糖質（グルコース）は，解糖系からクエン酸回路によって，エネルギー（ATP）を産生する。しかし，エネルギー消費が少ないとき，ATP のかたちで生体内に貯蔵することができない。そのため，ATP 産生に使われなかった余剰のアセチル CoA は，脂肪酸の生合成に利用される。脂肪酸の生合成は，主に肝臓や脂肪組織の細胞質ゾルで行われる（図7 - 1）。

　脂肪酸生合成の材料は，**アセチル CoA** である。アセチル CoA は，アセチル CoA カルボキシラーゼ（補酵素はビオチン）によって，マロニル CoA になる。この反応を

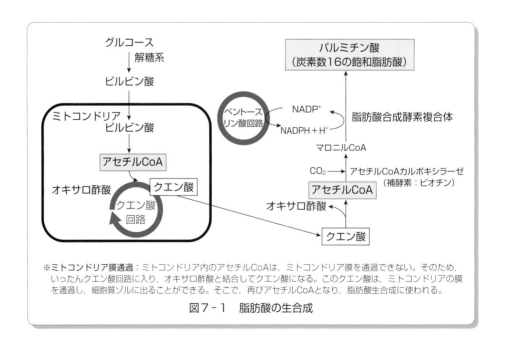

※**ミトコンドリア膜通過**：ミトコンドリア内のアセチルCoAは，ミトコンドリア膜を通過できない。そのため，いったんクエン酸回路に入り，オキサロ酢酸と結合してクエン酸になる。このクエン酸は，ミトコンドリアの膜を通過し，細胞質ゾルに出ることができる。そこで，再びアセチルCoAとなり，脂肪酸生合成に使われる。

図7 - 1　脂肪酸の生合成

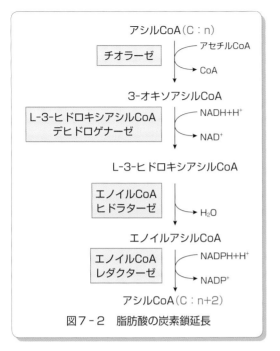

アシルCoA（C：n）

チオラーゼ ／ アセチルCoA
＼ CoA

3-オキソアシルCoA

L-3-ヒドロキシアシルCoA
デヒドロゲナーゼ ／ NADH＋H⁺
＼ NAD⁺

L-3-ヒドロキシアシルCoA

エノイルCoA
ヒドラターゼ ＼ H₂O

エノイルアシルCoA

エノイルCoA
レダクターゼ ／ NADPH＋H⁺
＼ NADP⁺

アシルCoA（C：n+2）

図7-2　脂肪酸の炭素鎖延長

触媒するアセチル CoA カルボキシラーゼが，脂肪酸合成の律速酵素となる。マロニル CoA が合成された後，1回につき2個ずつ炭素数が増え，脂肪酸炭素鎖が伸長する。この反応は，脂肪酸合成酵素複合体と呼ばれる多機能酵素によって触媒される（p.101，STEP UP 1）。最終的に，炭素数16の飽和脂肪酸であるパルミチン酸が合成される（計7回の酵素反応）。この反応では，還元剤として NADPH＋H⁺ が必要である。そのほとんどは五炭糖リン酸回路（ペントースリン酸回路）で生成されたものである。

また，パルミチン酸より炭素数の多い長鎖脂肪酸は，パルミチン酸の炭素鎖の延長で合成される。ミトコンドリアではアセチル CoA のかたちで（図7-2），小胞体ではマロニル CoA のかたちで，炭素数が2個ずつ伸長される。

3. 脂肪酸の酸化

脂肪酸の β 酸化は，脂肪酸を分解してアセチル CoA を生成する反応である。この反応は，ミトコンドリアのマトリックスで行われる（図7-3）。生成したアセチル CoA は，クエン酸回路で ATP 産生に利用される。

脂肪細胞のトリアシルグリセロールは，ホルモン感受性リパーゼにより，脂肪酸とグリセロールになる。グリセロールは，解糖系に入って代謝される。一方，脂肪酸は，ミトコンドリアに運ばれた後，β 酸化によってアセチル CoA にまで代謝される。長鎖脂肪酸の β 酸化は，まず，下記の2つの過程を経なければならない。

3.1　脂肪酸の活性化

脂肪酸は，血液中に溶けにくいためアルブミンと結合している。その後，脂肪酸は，肝臓などの細胞に取り込まれるときに，アルブミンと離れる。取り込まれた脂肪酸は，細胞質ゾルで CoA（補酵素 A）と結合し，アシル CoA となる。このとき，2分子の ATP を消費する（図7-3）。

3.2　ミトコンドリアへの脂肪酸の取り込み

アシル CoA は，ミトコンドリアの外膜を通過できるが，内膜を通過できない。そのため，膜間腔（ミトコンドリアの外膜と内膜の間）で CoA を外してカルニチン（p.101，STEP UP 2）と結合し，アシルカルニチンとなる。アシルカルニチンは，ミトコンド

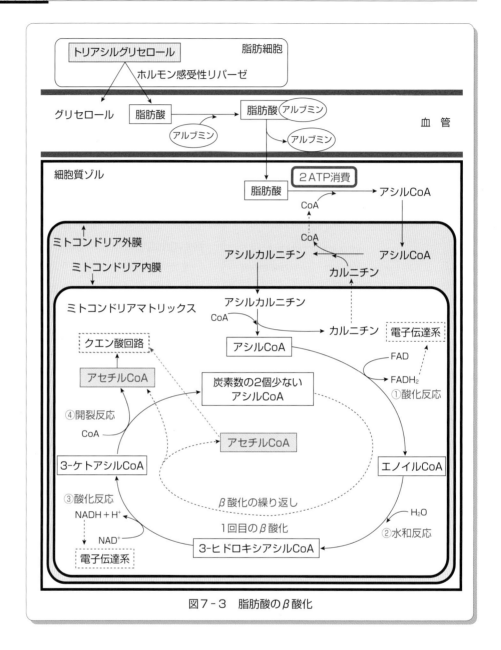

図7-3　脂肪酸のβ酸化

リアの内膜を通過し，マトリックス内に取り込まれる。さらに，カルニチンを外し，再び CoA と結合しアシル CoA となって，β酸化（分解反応）が行われる。この反応で外れたカルニチンは，再び膜間腔に戻り，再利用される（図7-3）。β酸化は，脂肪酸の生合成と同一経路の逆反応ではなく，次のように行われる。

3.3　β 酸 化

　ミトコンドリアに取り込まれたアシル CoA は，β酸化の出発材料となる。アシル CoA は，「①酸化反応→②水和反応→③酸化反応→④開裂反応」という4段階の反応

により，炭素を２個切り離し，アセチル CoA を生じる（p.101，STEP UP 3）。この過程を脂肪酸の β 酸化という（図 7 - 3）。

　炭素が２個切り離され，炭素数が２個少なくなったアシル CoA は，再び①から④の β 酸化を繰り返す。最終的に，すべてがアセチル CoA になるまで，β 酸化を繰り返す。なお，アシル CoA は，β 酸化を１回まわるごとにアセチル CoA と FADH$_2$ とNADH ＋ H$^+$ を生成する。生成されたアセチル CoA は，クエン酸回路に入るか，ケトン体合成に利用される。クエン酸回路に入ったアセチル CoA は，電子伝達系を経て，最終的に CO$_2$ と H$_2$O まで分解される。その過程において，多量の ATP が産生される（p.101，STEP UP 4）。

3.4　ケトン体の合成

　脂肪酸の β 酸化や解糖系で生じるアセチル CoA は，クエン酸回路で酸化される以外にケトン体の合成に使われる。ケトン体とは，アセト酢酸，3-ヒドロキシ酪酸，アセトンの総称である。主に，肝臓（一部は腎臓）で合成される（図 7 - 4）。

　飢餓状態や糖尿病により，糖からのエネルギー供給が十分でない場合，脂肪からのエネルギー供給が起こる。そのため，β 酸化が亢進し，多量のアセチル CoA が肝臓のミトコンドリアで生成される。しかし，糖からのエネルギー供給が不十分である場合，肝臓のオキサロ酢酸（クエン酸回路の最初の反応物質）の濃度は低くなっているため，アセチル CoA はクエン酸回路に入ることができない。その結果，クエン酸回路で処理しきれないアセチル CoA が増加し，アセトアセチル CoA を経てケトン体が合成される。なお，肝臓は，ケトン体を合成するが，分解はできない。そのため，ア

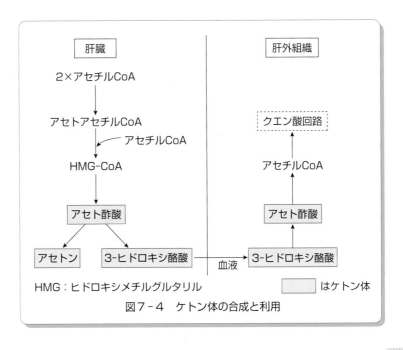

図 7 - 4　ケトン体の合成と利用

セト酢酸と3-ヒドロキシ酪酸は，肝臓以外の骨格筋，心臓，腎臓，脳などでエネルギー源として利用される。また，アセトンは，呼気から排泄される。

4.　不飽和脂肪酸の代謝

4.1　不飽和脂肪酸の合成

　不飽和脂肪酸の合成は，飽和脂肪酸への二重結合の導入（不飽和化）により行われる。

　不飽和脂肪酸の合成は，小胞体において，不飽和化酵素により行われる。不飽和化酵素は，飽和脂肪酸に二重結合を導入する反応を触媒する。ただし，ヒトの場合，C9位よりカルボキシル基側に二重結合を導入できるが，それより先のメチル基側には導入できない（図7-5）。

　一価不飽和脂肪酸であるn-9系のオレイン酸（C18:1）は，飽和脂肪酸であるステアリン酸（C18:0）から，不飽和化により合成される。しかし，多価不飽和脂肪酸であるn-6系のリノール酸やn-3系のα-リノレン酸は，C9位よりメチル基側に二重結合をもつため，生体内で合成することができない。したがって，必須脂肪酸として食物から摂取しなければならない。また，アラキドン酸は，リノール酸から合成できるが，合成量が少ないため，必須脂肪酸に含まれる（図7-6）。

4.2　不飽和脂肪酸の酸化（分解）

　天然の不飽和脂肪酸のほとんどは，炭素間の二重結合がシス型である。一般に，不飽和脂肪酸は，二重結合の数が増えるほど，不安定となるため酸化されやすい性質をもつ。生体内においては，炭素数18で二重結合を1個もつオレイン酸と，炭素数18で二重結合を2個もつリノール酸などの不飽和脂肪酸がある。不飽和脂肪酸はCoAと結合し，活性化される。その後，飽和脂肪酸と同じようにカルボキシル基側からβ酸化を受ける。しかし，シス型の二重結合の前までくると，エノイルCoAイソメラーゼによってシス型からトランス型に異性化され，再びβ酸化を受ける。

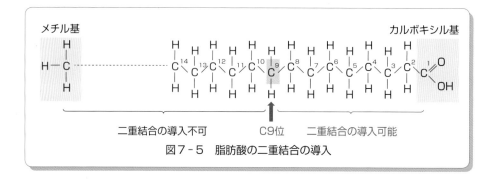

図7-5　脂肪酸の二重結合の導入

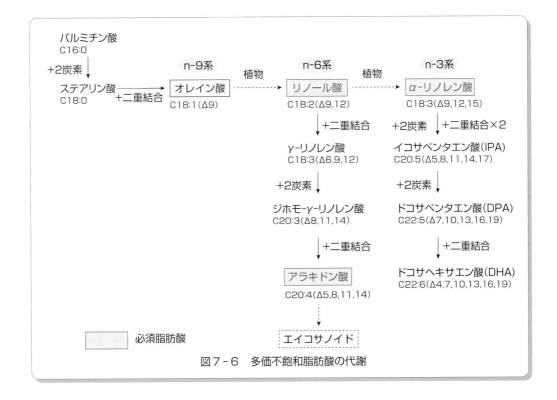

図7-6　多価不飽和脂肪酸の代謝

5. エイコサノイド（イコサノイド）の代謝

　　エイコサノイドは，ジホモ-γ-リノレン酸，アラキドン酸，イコサペンタエン酸のような炭素数20個の多価不飽和脂肪酸を代謝することで合成される。

　　エイコサノイドの合成は，シクロゲナーゼ経路とリポキシゲナーゼ経路によって行われる。炭素数20個の多価不飽和脂肪酸は，シクロオキシゲナーゼによって酸化されプロスタグランジンやトロンボキサンを生成し（シクロゲナーゼ経路），リポキシゲナーゼによって酸化されロイコトリエンを生成する（リポキシゲナーゼ経路）（図7-7）。エイコサノイドは，局所ホルモンとして働き，様々な生理作用を示す。

6. トリアシルグリセロール・リン脂質・糖脂質の代謝

6.1　トリアシルグリセロールの代謝
（1）トリアシルグリセロールの分解

　　摂取エネルギーよりも消費エネルギーが多い場合，エネルギーが不足する。そのため，生体内のトリアシルグリセロールは，ホルモン感受性リパーゼにより，グリセロールと脂肪酸に分解される。

　　生体内において，トリアシルグリセロールの多くは，体脂肪として脂肪組織に存在している。摂取エネルギーよりも消費エネルギーが多い場合，脂肪組織のトリアシル

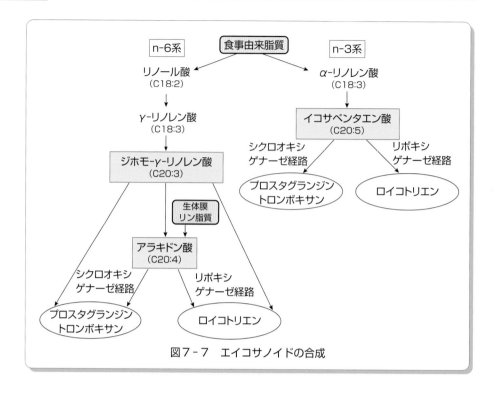

図7-7　エイコサノイドの合成

グルセロールは，ホルモン感受性リパーゼによりグリセロールと3つの遊離脂肪酸に分解され，血中に放出される。ホルモン感受性リパーゼは，ホルモンにより調節されている。グルカゴンやアドレナリンなど血糖値を上昇させる作用をもつホルモンによって促進され，血糖値を下げる作用をもつインスリンにより抑制される（図7-8）。血中に放出されたグリセロールは，肝臓などに運ばれ，エネルギー源として利用される。また，遊離脂肪酸は，血中でアルブミンと結合し，肝臓や筋肉などに運搬される。その後，β酸化を受け，エネルギー源として利用される。

　また，食物から摂取したトリアシルグリセロールは，膵液中のリパーゼによって，2-モノアシルグリセロールと脂肪酸に分解される。これらは，小腸上皮細胞に取り込まれた後，トリアシルグリセロールに再合成される（p.103，STEP UP 9）。

（2）トリアシルグルセロールの合成

　生体内においてトリアシルグリセロールは，主に肝臓や脂肪組織でグリセロール3-リン酸から合成される（グリセロール3-リン酸経路）。また，小腸上皮細胞においても，2-モノアシルグリセロールより合成される（2-モノアシルグリセロール経路）（図7-9）。

　グリセロール3-リン酸経路において，グリセロール3-リン酸は，肝臓ではグリセロールから合成される。しかし，脂肪組織では，グリセロールからグリセロール3-リン酸を合成できない。そのため，解糖系で生成されるジヒドロキシアセトンリン酸

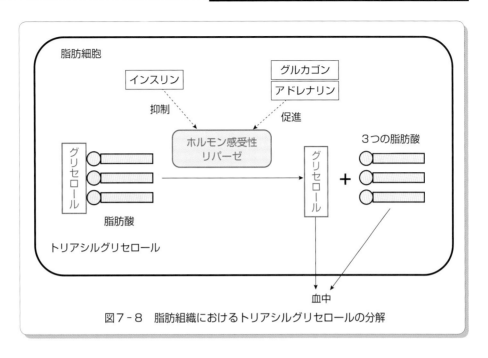

図7-8　脂肪組織におけるトリアシルグリセロールの分解

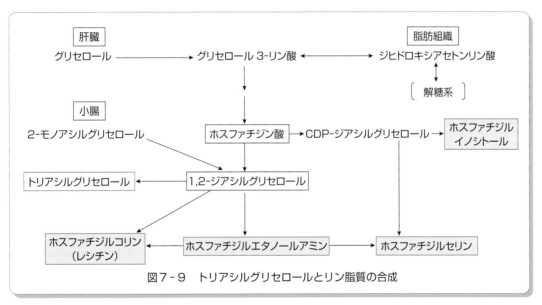

図7-9　トリアシルグリセロールとリン脂質の合成

から合成される。グリセロール3-リン酸からホスファチジン酸，1,2-ジアシルグリセロールを経て，トリアシルグリセロールは合成される。また，2-モノアシルグリセロール経路においても，トリアシルグリセロールは，2-モノアシルグリセロールから1,2-ジアシルグリセロールを経て合成される。

6.2　リン脂質の代謝

（1）グリセロリン脂質の合成

　グリセロリン脂質とトリアシルグリセロールは，一部共通の経路で合成される。まず，グリセロール 3-リン酸に 2 分子のアシル CoA が順に反応してホスファチジン酸が生成する。

　さらに，ホスファチジン酸から 1,2-ジアシルグリセロールを経て，ホスファチジルコリン（レシチン）とホスファチジルエタノールアミンは合成される。一方，ホスファチジルセリンとホスファチジルイノシトールは，CDP-ジアシルグリセロールを経由して合成される。また，ホスファチジルエタノールアミンがメチル化によってホスファチジルコリンになる反応と，ホスファチジルエタノールアミンとホスファチジルセリンとの間で塩基の交換が行われる反応もある（図 7-9）。

（2）スフィンゴリン脂質の合成

　スフィンゴリン脂質の基本骨格であるスフィンゴシンは，パルミトイル CoA とセリンから合成される。これとアシル CoA が反応して，セラミド（N-アシルスフィンゴシン）ができる。セラミドにホスホコリンが結合して生成されるスフィンゴミエリンは代表的なスフィンゴミエリン脂質である。その他，ホスホエタノールアミンが結合したセラミドホスホエタノールアミンがある。

6.3　糖脂質の代謝

　グリセロ糖脂質はジアシルグリセロールに，またスフィンゴ糖脂質はセラミドに，それぞれ UDP グルコースや UDP ガラクトースなどの糖ヌクレオチドから，糖が転移されて合成される。

　スフィンゴ糖脂質は，付加される糖が単糖のセレブロシドと長い糖鎖をもつガングリオシドに大別される。ガラクトセレブロシドは，脳ミエリンを構成する糖脂質である。また，グルコセレブロシドは，含量は少ないがほとんどすべての細胞膜にみられる糖脂質でガングリオシドの前駆体として重要である。ガングリオシドは，シアル酸（N-アセチルノイラミン酸）を含むスフィンゴ糖脂質の総称である。中枢神経のガングリオ細胞に多く含まれている。

7.　コレステロールと胆汁酸の合成

7.1　コレステロールの合成

　コレステロールは，主に動物性食品から摂取するほか，アセチル CoA から合成される。ヒトは，1 日に必要な量の約 80% を生体内で合成する。一般に生体内のコレステロールは，食事から摂取する量よりも生体内で合成される量のほうが多い。

　コレステロールは，主に肝臓と小腸の細胞質ゾルでアセチル CoA から合成される。

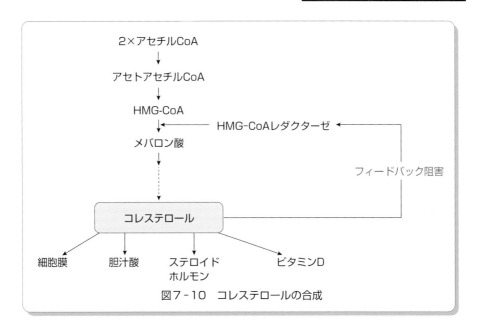

図7-10　コレステロールの合成

3分子のアセチルCoAが順に縮合して，HMG（ヒドロキシメチルグルタリル）-CoAを生成する（ここまでの反応はケトン体の合成と同一であるが，細胞内の合成の場は異なる）。HMG-CoAは，HMG-CoAレダクターゼによって還元され，メバロン酸になる。さらに，数段階の反応を経てコレステロールが生成される。HMG-CoAレダクターゼは，コレステロール合成反応の律速酵素であり，最終産物であるコレステロールによりフィードバック阻害を受ける。そのため，食事に含まれるコレステロール量が多い場合，生体内での合成が制御される（図7-10）。

7.2　胆汁酸の合成

　胆汁酸は，肝臓でコレステロールから合成され，いったん胆のうに貯蔵された後，胆管を通って十二指腸に分泌される。

　合成された大部分の胆汁酸は，回腸で回収され，肝臓に戻り，胆汁酸として再利用される（腸肝循環）。

　コレステロールは，まずコレステロール 7α-ヒドロキシラーゼにより 7α 位のみが水酸化され，7α-ヒドロキシコレステロールを生成する。この酵素が，胆汁酸合成を行う第1段階の酵素であり，また胆汁酸合成量の調節を行う律速酵素でもある。さらに，水酸化を受けコール酸またはケノデオキシコール酸を生成する（一次胆汁酸）。7α-ヒドロキシコレステロールの 12α 位が水酸化を受けるかどうかにより，コール酸生成系とケノデオキシコール酸生成系へ分岐する。これらの胆汁酸は，それぞれタウリン（またはグリシン）と抱合体を形成し，胆汁酸塩のかたちで胆のうに貯蔵され，十二指腸に分泌される。分泌された一次胆汁酸は，腸内細菌の働きにより脱抱合化と脱水酸化され，それぞれデオキシコール酸やリトコール酸に変化する（二次胆汁酸）（図

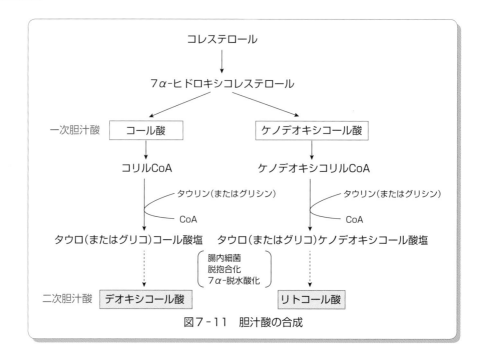

図7-11　胆汁酸の合成

7-11）。多くの胆汁酸は回腸で吸収され，肝臓に戻り，胆汁酸として再利用される（胆汁の腸肝循環）。体内の過剰なコレステロール（1日あたり1〜2%程度）は，糞便中に排泄される。この胆汁酸の排泄は，コレステロールを体外に排出する唯一の経路である。

7.3　ステロイドホルモンの合成

　ステロイドホルモンには，副腎皮質ホルモン（グルココルチコイド，ミネラルコルチコイド），と性ホルモン（エストロゲン，プロゲステロン，アンドロゲン）がある。これらは，性腺や副腎皮質において，コレステロールから，ステロイドホルモンの前駆体となるプレグネノロンを経て合成される。

8.　脂質の輸送と蓄積

8.1　リポたんぱく質の種類と働き

　トリアシルグリセロールやコレステロールは水に不溶である。疎水性の脂質は，水に溶けやすいリポたんぱく質と結合して水になじみやすいかたちとなり，血中に入り組織へ脂質を運搬する。

　脂質は水に不溶であるため，血中では単独で存在できない。そのため，脂質は，他の組織へ輸送されるときに，親水性のリポたんぱく質という球状構造となる。このリポたんぱく質は，疎水性のトリアシルグリセロールとコレステロールエステルを中心とし，外側表面は両親媒性のリン脂質，アポリポたんぱく質，遊離コレステロールか

ら構成される。

　リポたんぱく質は，密度の違いにより5種類に分類され，それぞれ働きが異なる（表7-1）。

表7-1　ヒト血漿中の主なリポたんぱく質

リポたんぱく質の種類	密度（g/mL）	組成（%）			
		たんぱく質	トリアシルグリセロール	コレステロール	リン脂質
キロミクロン	<0.95	2 （少）	85 （多）	8 （少）	5 （少）
VLDL	0.95～1.006	9	55	19	17
IDL	1.006～1.019	11	38	34	17
LDL	1.019～1.063	21	10	47 （多）	22
HDL	1.063<	50 （多）	4 （少）	20	26 （多）

①キロミクロン（カイロミクロン）

　食事から摂取したトリアシルグリセロール（外因性脂質）を，小腸から全身に運ぶ役割をもつ。リポたんぱく質のなかで最も密度が低い。

② VLDL（very low density lipoprotein：超低密度リポたんぱく質）

　肝臓で合成されたトリアシルグリセロール（内因性脂質）を全身に運ぶ役割をもつ。

③ IDL（intermediate density lipoprotein：中間密度リポたんぱく質）

　VLDL から LDL に代謝される過程で生じるリポたんぱく質である。

④ LDL（low density lipoprotein：低密度リポたんぱく質）

　コレステロールを肝臓以外の末梢組織に運ぶ役割をもつ。リポたんぱく質のなかでコレステロールを最も多く含む。悪玉コレステロールとも呼ばれる。

⑤ HDL（high density lipoprotein：高密度リポたんぱく質）

　末梢の組織の余分なコレステロールを肝臓に運ぶ役割をもつ。リポたんぱく質のなかでたんぱく質を多く含むため，比重が最も高い。善玉コレステロールとも呼ばれる。

8.2　脂質の運搬

　脂質の運搬には，食事由来の脂質を運ぶキロミクロンを介した外因性経路と，肝臓で合成した脂質を運ぶ VLDL を介した内因性経路の2つがある（図7-12）。

（1）外因性経路

　食事由来の脂質は，小腸から吸収され小腸粘膜上皮細胞でキロミクロンに取り込まれる。さらに，リンパ管を経て血中に入る。キロミクロン中のトリアシルグリセロールは，リポたんぱく質リパーゼ（LPL）によってグリセロールと遊離脂肪酸に分解され，各組織に取り込まれる。LPL の作用を受けたキロミクロンは，トリアシルグリセロールが減少したキロミクロンレムナントとなり，肝臓に取り込まれる。

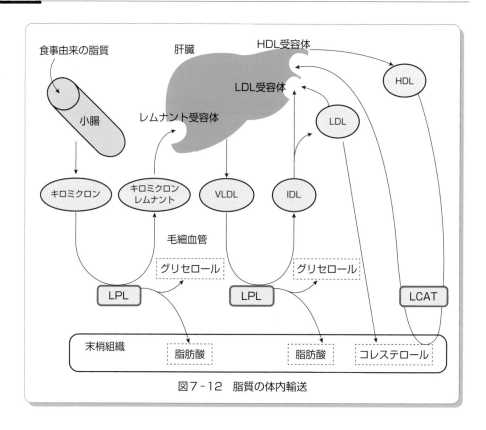

図7-12　脂質の体内輸送

（2）内因性経路

　肝臓では，トリアシルグリセロールとコレステロールが合成され，VLDL が形成され，血液を介して全身に運ばれる。VLDL 中のトリアシルグリセロールは，LPL によってグリセロールと脂肪酸に分解され，各組織に取り込まれる。LPL の作用を受けたVLDL は，トリアシルグリセロールが減少し，コレステロールの割合が増加した IDLとなる。さらに，IDL の大部分が，肝性トリアシルグリセロールリパーゼ（HTGL）の作用を受けて，LDL となる。LDL となったリポたんぱく質は，肝臓からコレステロールを末梢組織に運ぶ。コレステロールは，細胞膜上に存在する LDL 受容体を介して細胞内に取り込まれる。

　一方，コレステロールを末梢組織から肝臓へ輸送する**コレステロールの逆転送系**も存在する。肝臓や小腸で合成された HDL は，レシチン-コレステロールアシルトランスフェラーゼ（LCAT）の作用によって，末梢組織で余ったコレステロールを取り込み，HDL 受容体を介して，肝臓に運び戻す（逆転送）。

< STEP UP > ....

1. 脂肪酸合成酵素複合体

　脂肪酸生合成はアシルキャリアーたんぱく質（ACP）上で行われる。ACP は，脂肪酸生合成に関与する 7 種の酵素とともに多機能酵素を形成する。この多機能酵素 2 分子が結合することで活性化され，脂肪酸生合成の効率を高める。

2. カルニチン

　カルニチンは，生体内に存在する遊離アミノ酸の一種である。肝臓や腎臓で，メチオニンとリシンから合成される。ほとんどの生物において，各組織に広く存在する。特に骨格筋に多く含まれており，欠乏すると筋萎縮症を起こす。脂肪酸の β 酸化では，長鎖脂肪酸と結合して，脂肪酸を細胞質ゾルからミトコンドリア内に運搬する役割を担っている。

3. 脂肪酸の β 酸化

　ミトコンドリアに取り込まれたアシル–CoA は，β 酸化の出発原料となり，最終的にアセチル–CoA にまで分解される。β 酸化は，次の①から④の 4 段階からなる。

①アシル CoA は，アシル CoA デヒドロゲナーゼによりエノイル CoA になる（酸化反応）。このとき，FAD が還元され $FADH_2$ が生成する。

②エノイル CoA は，エノイル CoA ヒドラターゼによりヒドロキシアシル CoA になる（水和反応）。

③ヒドロキシアシル CoA は，ヒドロキシアシル CoA デヒドロゲナーゼよりケトアシル CoA になる（酸化反応）。このとき，NAD^+ が還元され $NADH + H^+$ が生成する。

④ケトアシル CoA は，チオラーゼによりカルボキシル基側から炭素 2 個（β 位）を切り離す（開裂反応）。そして，アセチル CoA と①のアシル CoA より炭素数が 2 個少ないアシル CoA を生成する。

4. 脂肪酸の β 酸化による ATP 産生

　脂肪酸の β 酸化により生じたアセチル CoA は，クエン酸回路，電子伝達系を経て，最終的に CO_2 と H_2O まで分解される。その過程において，多量の ATP が産生される。

　パルミチン酸（C16）の場合，β 酸化は 7 回行われる。その結果，8 分子のアセチル CoA，7 分子の NADH，7 分子の $FADH_2$ が生成される。アセチル CoA はクエン酸回路へ，NADH と $FADH_2$ は電子伝達系へ入って，それぞれ大量の ATP を産生する。つまり，1 分子のアセチル CoA がクエン酸回路で完全に分解されると，1 分子の GTP，3 分子の NADH，1 分子の $FADH_2$ が生成されるため，8 分子のアセチル CoA からは 80 分子の ATP が生成される。また，NADH と $FADH_2$ からは，β 酸化の電子伝達系で 28 分子の ATP が生成される。アシル CoA をつくるのに必要な 2 分子の ATP を差し引いて，総計 106 分子の ATP が産生される（図 7 – 13）。

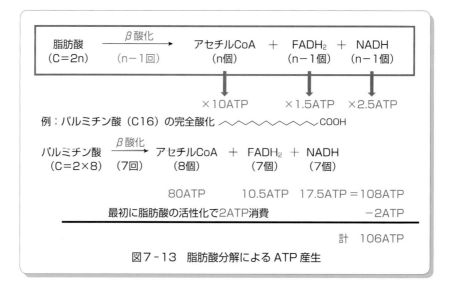

図7-13　脂肪酸分解によるATP産生

5．脂肪酸のα酸化，β酸化，ω酸化

　α酸化は，ヒトではペルオキシソームにおいてみられる特殊な反応であり，脂肪酸のカルボキシル基側から炭素が1個ずつ分解する。ミエリンのセレブロシドやスルファチドには，2-ヒドロキシ脂肪酸や奇数炭素鎖脂肪酸の含量が多い。α酸化は，これらの脂肪酸の合成系でもある。

　β酸化は，脂肪酸の3位の炭素すなわちβ炭素での酸化を意味する。

　また，脂肪酸のカルボキシル基とは反対の末端のメチル基の炭素をω炭素という。この炭素で起こる酸化をω酸化という。ギリシャ文字の最後がωである。

$$-\overset{3}{C}H_2-\overset{2}{C}H_2-\overset{1}{C}OOH$$

β炭素　α炭素

6．ケトン体の生成とケトアシドーシス（ケトーシス）

　長期飢餓や糖尿病などでは糖質が不足し，脂肪酸からのアセチルCoA産生が亢進する。それにより，血中のケトン体濃度が上昇する。特に，重篤な糖尿病患者の場合，血中のケトン体濃度が著しく増加し，血液が酸性に傾き（代謝性ケトアシドーシス），生体に大きなダメージを与える。また，尿中のケトン体濃度が高い状態を，ケトン尿症という。

7．不飽和脂肪酸の酸化

　脂肪酸のβ酸化の第一段階で生じるエノイルCoAの二重結合は，トランス型である。しかし，不飽和脂肪酸の二重結合は，シス型である。したがって，不飽和脂肪酸がβ酸化を受けるためには，エノイルCoAイソメラーゼによるシス–トランス異性化が必要となる。

　まず，不飽和脂肪酸のアシルCoAがβ酸化を受けると，Δ^3-シス-アシルCoAま

たはΔ^4-シス-アシル CoA となる。Δ^3-シス-アシル CoA は，イソメラーゼによっ
てΔ^2-トランス型になりβ酸化が続く。また，Δ^4-シス-アシル CoA は，2位がエノ
イル化され，Δ^2-トランス-Δ^4-シス-ジエノイル CoA となる。次に，2,4-ジエノ
イルレダクターゼによって還元され，Δ^3-トランス-エノイル CoA となる。その後，イ
ソメラーゼによってΔ^2-トランス-エノイル CoA になって，β酸化を受ける。

8. Δ の 意 味

Δ（デルタ）は，ギリシャ文字の第4番目の文字である。脂肪酸の二重結合の位置が，
カルボキシル側の炭素から数えてn番目にあるものをΔn と表す。たとえば，α-リ
ノレン酸（Δ9,12,15）は，カルボキシル基側の炭素から数えて9番目，12番目，15番
目の炭素に二重結合があるという意味である。

9. 食物由来のトリアシルグリセロールの分解

食物中のトリアシルグリセロールは，十二指腸に分泌される胆汁酸によって乳化さ
れる。さらに，膵液中のリパーゼの作用を受け，2-モノアシルグリセロールと脂肪
酸に加水分解される。2-モノアシルグリセロールは，胆汁酸，コレステロール，脂
肪酸とともにミセルを形成し，小腸上皮細胞内に取り込まれる。小腸上皮細胞内で，
2-モノアシルグリセロールと脂肪酸は，再びトリアシルグリセロールに合成される。
その後，食物由来のコレステロールなどとともにキロミクロンを形成し，リンパ管に
入る。さらに，左鎖骨下静脈から血中に入り，全身に運ばれる。

ただし，中鎖脂肪酸トリアシルグリセロール（炭素数が8〜12個の脂肪酸からなる）は，
リパーゼによりグリセロールと中鎖脂肪酸に分解される。そのままのかたちで，門脈
から肝臓に運ばれ，速やかにエネルギー源として利用される（図7-14）。

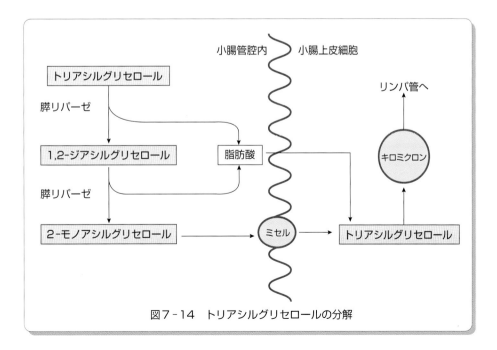

図7-14　トリアシルグリセロールの分解

10. タウリン

タウリンは，生体中のほとんどすべての組織に存在する含硫アミノ酸の代謝中間体である。体内では，システインから合成される。酸性基としてカルボキシル基の代わりに，スルホ基（-SO$_3$H）をもつ。タウリンは，タウロコール酸やタウロケノデオキシコール酸の合成に必要である。また，神経伝達物質としても機能する。

11. 脂質の代謝異常

脂質の代謝異常は，リポたんぱく質中のトリアシルグリセロールの異化に必要なLPL 活性や，リポたんぱく質を異化する肝臓や末梢組織の受容体の異常によることが明らかとなっている。

また，脂質異常症とは，血清中の脂質が異常値を示す疾患である。日本動脈硬化学会『動脈硬化性疾患予防ガイドライン 2017 年度版』において，脂質異常症の基準値が規定されている（表7 - 2）。単にコレステロール値が高いことだけが問題ではなく，LDL コレステロール，HDL コレステロール，中性脂肪に加え，non-HDL コレステロールも指標となっている。non-HDL コレステロールは，動脈硬化を促進するレムナントやキロミクロンなどのリポたんぱく質であり，総コレステロール値からHDL コレステロール値を減じた簡便な指標である。総合的に評価することができ，食事の影響を受けにくいため重要である。

表7 - 2　脂質異常症診断基準（空腹時採血）*

LDL コレステロール	140mg/dL 以上	高 LDL コレステロール血症
	120〜139mg/dL	境界域高 LDL コレステロール血症**
HDL コレステロール	40mg/dL 未満	低 HDL コレステロール血症
トリグリセライド	150mg/dL 以上	高トリグリセライド血症
Non-HDL コレステロール	170mg/dL 以上	高 non-HDL コレステロール血症
	150〜169mg/dL	境界域高 non-HDL コレステロール血症**

＊：10 時間以上の絶食を「空腹時」とする。ただし水やお茶などカロリーのない水分の摂取は可とする。
＊＊：スクリーニングで境界域高 LDL-C 血症，境界域 non-HDL-C 血症を示した場合は，高リスク病態がないか検討し，治療の必要性を考慮する。
● LDL-C は Friedewald 式（TC － HDL-C － TG/5）または直接法で求める。
● TG が 400mg/dL や食後採血の場合は non-HDL（TC － HDL-C）か LDL-C 直接法を使用する。ただしスクリーニング時に高 TG 血症を伴わない場合は LDL-C との差が＋30mg/dL より小さくなる可能性を念頭においてリスクを評価する。

（日本動脈硬化学会編『動脈硬化性疾患予防ガイドライン 2017 年度版』より）

12. レムナント

レムナント（remnant）とは，英語の「remain（残る）」が語源の「残余物」という意味である。リポたんぱく質において，キロミクロンレムナントと IDL（VLDL レムナント）が存在する。キロミクロンレムナントは，キロミクロンからの中間代謝物であり，IDL は，VLDL からの中間代謝物である。これらのレムナントリポたんぱく質は，強い動脈硬化惹起作用をもっている。そのため，健常者では，速やかに代謝され，血清中にはわずかしか存在しない。しかし，トリアシルグリセロールが高い人，HDL コレステロール値が低い人においては，多く存在する。それによって，マクロ

ファージは，レムナントたんぱく質を異物として取り込み，血管壁に沈着して動脈硬化を促進させる。

次の文を読み，正しいものをすべて選べ。

①脂肪酸の合成は，ミトコンドリアで行われる。

②脂肪酸は，糖新生に利用される。

③脂肪酸の合成過程をβ酸化という。

④脂肪酸性合成酵素の補因子として，NADH が必要である。

⑤脂肪酸生合成では，アセチル CoA からマロニル CoA がつくられる。

⑥脂肪酸合成酵素であるアセチル CoA カルボキシラーゼはビタミン A を補酵素とする。

⑦脂肪酸は，糖質へ変換される。

⑧β酸化で，ミトコンドリア膜の通過には，メラトニンが必要である。

⑨1 回のβ酸化では，炭素数が 1 個減ったアシル CoA が合成される。

⑩β酸化（脂肪酸分解）は，細胞質基質で進む。

⑪マロニル CoA は，β酸化の中間代謝物である。

⑫ケトン体は，肝臓で合成される。

⑬イコサペンタエン酸は，ヒトの体内ではリノール酸から合成できる。

⑭アラキドン酸は，エイコサノイドの原料となる。

⑮エイコサノイドは，オレイン酸から合成される。

⑯ホルモン感受性リパーゼは，グルカゴンによって促進される。

⑰コレステロールは，体内で合成できない。

⑱コレステロールは，主に肝臓で合成される。

⑲コレステロールの体内での合成量は，食事から摂取されるより少ない。

⑳コレステロールは，肝臓で胆汁酸へ変換される。

㉑コレステロールは，副腎皮質でグルココルチコイドへ変換される。

㉒コレステロールは，HDL により末梢組織から肝臓へ逆転送される。

㉓キロミクロン中のコレステロールは，食事由来のものである。

㉔VLDL 合成は，脂肪組織で行われる。

㉕LDL は，末梢組織から余剰なコレステロールを回収する働きをもつ。

解答：⑤ ⑫ ⑭ ⑯ ⑱ ⑳ ㉑ ㉒ ㉓

第 8 章

たんぱく質・アミノ酸の代謝

　食物から摂取された「たんぱく質」は，胃・膵液中のたんぱく質分解酵素によりペプチド，そしてアミノ酸にまで分解される。分解されたアミノ酸は 20 種類の遊離アミノ酸として存在し，体内のアミノ酸集積体であるアミノ酸プールとしてアミノ酸代謝の中心的な役割を果たしている。アミノ酸プールでの遊離アミノ酸は，体たんぱく質の合成原料として用いられる。またエネルギー源，さらに多くの生理活性物質の原料としても利用されている。

本章で学ぶこと

1. **たんぱく質の合成と分解**
   - 摂取たんぱく質は，消化されてアミノ酸になる。
   - 消化されたアミノ酸は，門脈から吸収されて肝臓に運ばれる。
   - 吸収されたアミノ酸は，アミノ酸集積体であるアミノ酸プールとして存在する。
   - アミノ酸プールでの遊離アミノ酸は，体たんぱく質を合成する。
   - 体たんぱく質は，分解と合成を繰り返す動的平衡状態にある。

2. **アミノ酸の分解経路**
   - アミノ酸の分解には，アミノ基転移反応と酸化的脱アミノ反応がある。
   - アミノ酸は，分解されアンモニアと α-ケト酸になる。
   - 分解されたアンモニアは，尿素回路を経て体外に排泄される。
   - 尿素回路は，肝臓で行われる。
   - 尿素回路以外でのアンモニア排泄機構は，グルタミンを介して体外に排泄される。

3. **アミノ酸の利用**
   - α-ケト酸は，クエン酸回路（TCA サイクル）を経てエネルギー源として利用される。
   - 糖原性アミノ酸は，糖新生経路に入りグルコースを生成する。
   - ケト原性アミノ酸は，脂質代謝経路に入りケトン体を生成する。
   - アミノ酸は，ホルモンや神経伝達物質など生理活性物質の原料である。
   - アミノ酸は，高エネルギーリン酸化合物や生理活性ペプチドの原料でもある。

たんぱく質・アミノ酸の代謝の概要

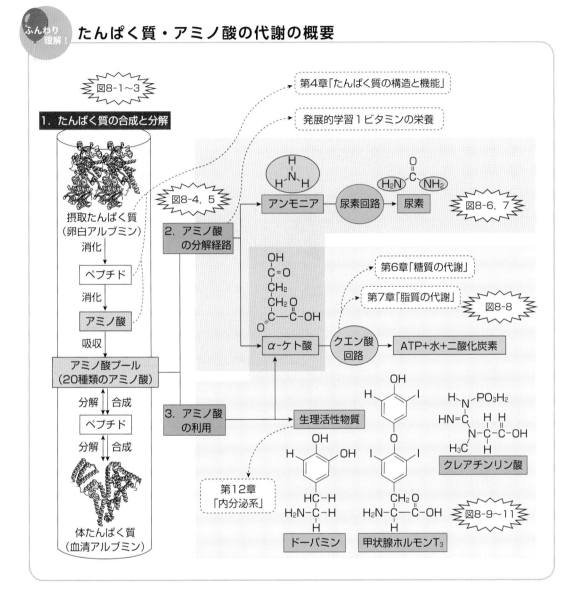

1. たんぱく質の合成と分解

　第4章「たんぱく質の構造と機能」で示されたように，たんぱく質は，20種類の
アミノ酸が結合した高分子化合物である。体内では，たんぱく質の合成と分解がたえ
ず繰り返されており**動的平衡状態**にある。本項では，摂取たんぱく質（卵白アルブミ
ン）が体たんぱく質（血清アルブミン）に生合成されるまでの過程を学ぶ。

1.1　摂取たんぱく質の消化・吸収

　摂取たんぱく質は，図8−1に示すように**管腔内消化**および**膜消化**を受けて20種

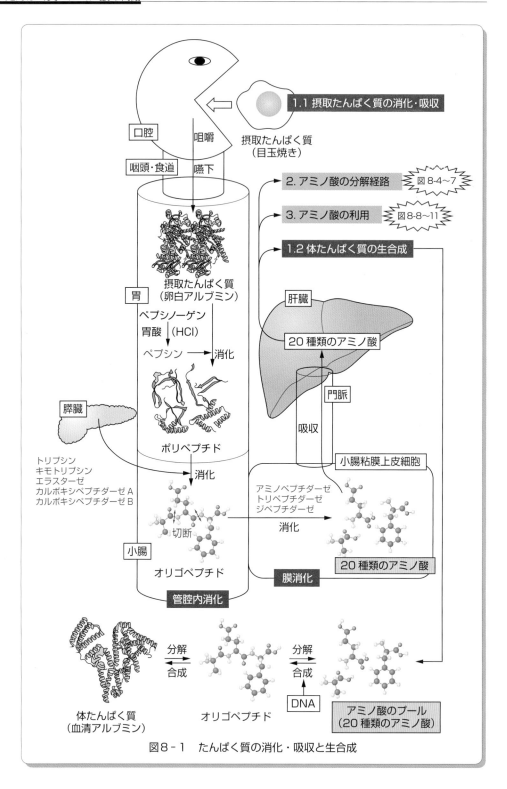

図8-1　たんぱく質の消化・吸収と生合成

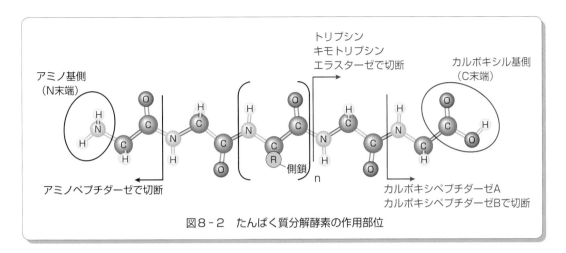

図8-2　たんぱく質分解酵素の作用部位

類のアミノ酸にまで分解される。

　まず，摂取たんぱく質として「目玉焼き」は，口腔内で咀嚼されることで**物理的消化**を受け，嚥下によって咽頭・食道を経て胃に運ばれ管腔内消化を受ける。摂取たんぱく質（卵白アルブミン）の食塊が胃に運ばれると，胃粘膜にある腺細胞から胃液が分泌される。胃液に含まれるペプシノーゲンは，胃酸（HCl）によって活性化され，**至適 pH**2.0 のたんぱく質分解酵素**ペプシン**となる。ペプシンによって摂取たんぱく質（卵白アルブミン）は，疎水性・芳香族アミノ酸に隣接するペプチド結合がカルボキシル基側（C 末端）で切断されポリペプチドとなる（図8-2）。次いでポリペプチドは小腸に運ばれて，膵液によってオリゴペプチドまで消化される。小腸内では，酸性の胃液は膵臓から分泌された膵液中の重炭酸塩により中和され膵酵素の至適 pH8.0 となり，ペプシンの作用は抑えられる。ポリペプチドは，膵液に含まれるたんぱく質分解酵素**トリプシン**により塩基性アミノ酸，**キモトリプシン**により疎水性・芳香族アミノ酸，**エラスターゼ**により疎水性アミノ酸に隣接するペプチド結合のカルボキシル基側（C 末端）が切断される。さらに，**カルボキシペプチダーゼ A** により中性および酸性アミノ酸が，**カルボキシペプチダーゼ B** により塩基性アミノ酸が C 末端から遊離される（図8-2，表8-1）。その結果，ポリペプチドは遊離アミノ酸（40%）と 2～6 アミノ酸残基のオリゴペプチド（60%）となる。

　管腔内消化において生成したオリゴペプチドは，小腸粘膜上皮細胞において膜消化を受ける。まずオリゴペプチドは，図8-2に示すように小腸膜酵素**アミノペプチダーゼ**により N 末端からアミノ酸が遊離される。次に，図8-3に示すように最終的に**トリペプチダーゼ**，**ジペプチダーゼ**が作用し，アミノ酸まで分解される。膜消化を受けた 20 種類のアミノ酸は，**毛細血管**に移行し，**門脈**を経由して**肝臓**に運ばれる（図8-1）。

表8-1　胃・膵液中のたんぱく質分解酵素

部位	酵素の種類	アミノ酸の分類	切断箇所
胃	ペプシン （広い基質特異性を示す）	疎水性アミノ酸	ロイシンのカルボキシル基側
		芳香族アミノ酸	フェニルアラニン，チロシン，トリプトファンのカルボキシル基側
膵臓	トリプシン	塩基性アミノ酸	リシン，アルギニンのカルボキシル基側
	キモトリプシン	疎水性アミノ酸	ロイシン，メチオニンのカルボキシル基側
		芳香族アミノ酸	フェニルアラニン，チロシン，トリプトファンのカルボキシル基側
	エラスターゼ	疎水性アミノ酸	バリン，ロイシン，イソロイシン，アラニンのカルボキシル基側
	カルボキシペプチダーゼA	中性・酸性アミノ酸	C末端からアミノ酸を遊離
	カルボキシペプチダーゼB	塩基性アミノ酸	C末端からリシン，アルギニンを遊離

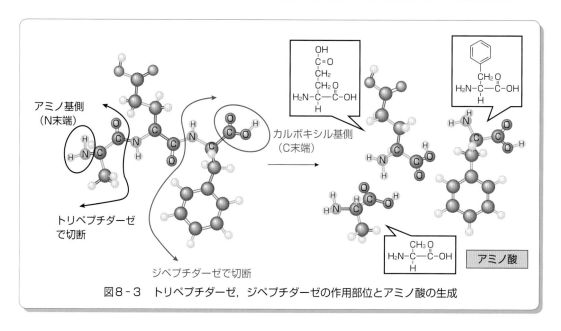

図8-3　トリペプチダーゼ，ジペプチダーゼの作用部位とアミノ酸の生成

1.2　体たんぱく質の生合成

　肝臓に運ばれた20種類のアミノ酸は，遊離アミノ酸として体内の各組織に拡散される。遊離アミノ酸は，体内のアミノ酸集積体である**アミノ酸プール**としてアミノ酸代謝における中心的な位置を占めている。アミノ酸プールでの遊離アミノ酸は，体たんぱく質の合成原料として利用されている（ふんわり理解！，図8-1）。

　第4章で示したように，20種類のアミノ酸が特定のアミノ酸配列でペプチド結合を形成することで，各組織特有の体たんぱく質が合成されている。血清アルブミンは，血液，**リンパ液**，**滲出液**などに広く分布する体たんぱく質である。まず，血清アルブミンの合成は，核酸（DNA）の遺伝情報によってたんぱく質の一次配列が決定される。次いでDNAの遺伝情報に従ってアミノ酸プールから指定のアミノ酸が選択されオリゴペプチド鎖が形成される。オリゴペプチド鎖はさらにペプチド結合を伸長

させ，目的とする血清アルブミンが合成される。合成された血清アルブミンは，食物からのたんぱく質の摂食量を鋭敏に反映しており，低栄養状態の指標として用いられている。また，アミノ酸プールにアミノ酸が不足した場合は，血清アルブミンが分解されアミノ酸が供給される（図8-1）。このように体たんぱく質は，たえず合成と分解が繰り返され，見かけ上は増減がない動的平衡状態が維持されている。

2. アミノ酸の分解経路

アミノ酸プールにおいて，過剰のアミノ酸は，アミノ基転移反応と酸化的脱アミノ反応によりアミノ基と炭素骨格とに分解され，それぞれアンモニアとα-ケト酸を生成する。アンモニアは尿素回路に入り尿素に変換され，α-ケト酸はクエン酸回路（TCAサイクル）に入り生体エネルギーであるATPの産生に利用され，最終的に水と二酸化炭素に分解される（図8-4）。本項では，アミノ酸の分解経路からアミノ酸の代謝について学ぶ。

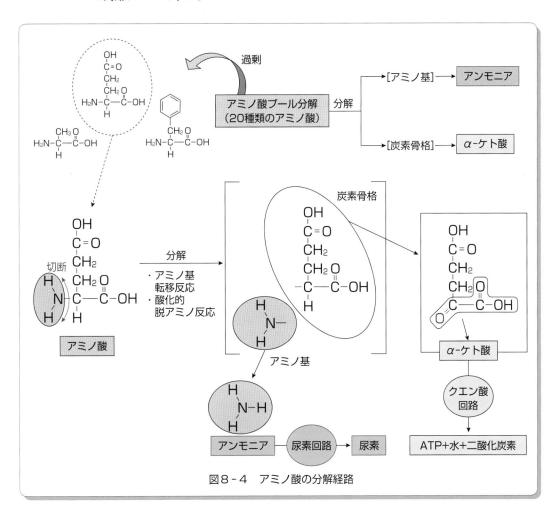

図8-4　アミノ酸の分解経路

2. 1　アミノ酸のアミノ基転移反応と酸化的脱アミノ反応

　アミノ酸の分解は，まず α – アミノ基が脱アミノ化されるアミノ基転移反応が起こり，次いで酸化的脱アミノ反応が進行する。

（1）アミノ基転移反応

　アミノ酸の相互転換反応の 1 つとして，α – アミノ酸（アラニン）のアミノ基（–NH₂）が，α – ケト酸（α – ケトグルタル酸）のケトン基（$>C=O$）に移行して，新たな α – アミノ酸（グルタミン酸）と α – ケト酸（ピルビン酸）を生じる反応が知られている。この反応は，**アミノ基転移酵素により触媒**され，**補酵素**として第 11 章で示されているビタミン B₆ の活性型である**ピリドキサールリン酸**（Pyridoxal phosphate：PLP）を必要としている（図 8 – 5）。

（2）酸化的脱アミノ反応

　アミノ基転移反応で生じた α – アミノ酸（グルタミン酸）は，酸化的脱アミノ反応を受けて再び α – ケト酸（α – ケトグルタル酸）を生成し，アンモニアを遊離させる。この反応は，**グルタミン酸脱水素酵素により触媒**され，補酵素として第 11 章で示されているナイアシンの活性型である**酸化型ニコチンアミドアデニンジヌクレオチド**（nicotinamide adenine dinucleotide：NAD⁺）を必要としている（図 8 – 5）。補酵素として用いられた NAD⁺ は，水素が供給されて**還元型 NADH** となる。この反応で生じたアンモニアは，生体にとって有害であるため，尿素回路を経て無害な尿素として排泄される。また，α – ケト酸は，再びアミノ基転移反応に利用されるが，最終的にはクエン酸回路に入り生体エネルギーである ATP と水と二酸化炭素を生じる。

2. 2　尿　素　回　路

　アミノ酸の分解における代謝経路では，生体に有害な**アンモニア**が生成される。この有害なアンモニアは，肝臓にのみ存在する**尿素回路**を経て無毒な**尿素**に変換される。尿素回路では，2 分子のアンモニア（アミノ基）が 1 分子の尿素に変換され，腎臓を経て尿中に排泄される。もし，アンモニアを無毒化できなくなった場合，体内のアンモニア濃度が上昇し，高アンモニア血症となり，嘔吐，けいれん，意識障害，昏睡などアンモニア中毒の症状が現れる。このアンモニアを無毒化させる尿素回路は，アミノ酸に由来するアミノ基の主な排泄機構であり，尿中の窒素化合物の約 90% を占めている。

　尿素回路とは，3 分子の ATP をエネルギーとして用い，2 分子のアンモニアの供給源であるカルバモイルリン酸とアスパラギン酸から尿素とオルニチン，フマル酸を生成する代謝経路である。まず，肝臓のミトコンドリアにおいて，酸化的脱アミノ反応で遊離された**アンモニア**（NH₃）は，**二酸化炭素**（CO₂）と反応して**カルバモイルリン酸**を生成する。この反応では，2 分子の ATP がエネルギーとして用いられる。

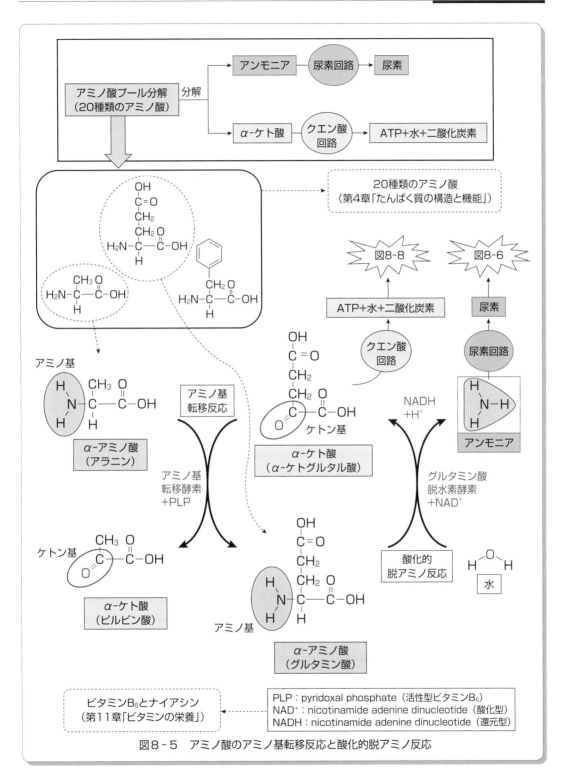

図8-5　アミノ酸のアミノ基転移反応と酸化的脱アミノ反応

生成したカルバモイルリン酸は，尿素回路で生成したオルニチンと反応してシトルリンとなる。次いで，シトルリンは，肝臓の細胞質において，アスパラギン酸（オキサロ酢酸へのアミノ基転移により生成）と反応してアルギニコハク酸を生成する。この反応では，1分子の ATP がエネルギーとして用いられる。最後に，アルギニコハク酸，アルギニンから尿素とオルニチンが生成する。生成された尿素は，肝臓から拡散して血中を経て腎臓に運ばれ，尿中に排泄される。そして，生成されたオルニチンは，再びカルバモイルリン酸と反応して尿素回路に利用される（図8-6）。

　尿素回路以外のアンモニア（NH_3）の排泄機構としては，グルタミンを介して尿中に排泄する方法がある。まず，グルタミン合成酵素に触媒されたグルタミン酸とアンモニアが反応してグルタミンが合成される。生成されたグルタミンは，血中を経て腎臓に運ばれ，グルタミナーゼが作用して再びグルタミン酸とアンモニアに分解される。このアンモニアは，尿中の窒素化合物として直接排泄される（図8-7）。

3.　アミノ酸の利用

　アミノ酸は，体たんぱく質の合成原料として用いられるだけでなく，エネルギー代謝や多くの生理活性物質の原料としても利用される。本項では，エネルギー代謝や生理活性物質の原料としてのアミノ酸の代謝について学ぶ。

3.1　炭素骨格のエネルギー代謝

　アミノ酸の分解では，α-ケト酸がクエン酸回路を経てエネルギー産生に用いられる代謝経路がある。この経路では，アミノ酸がピルビン酸，アセチル CoA，アセトアセチル CoA，α-ケトグルタル酸，スクシニル CoA，フマル酸，そしてオキサロ酢酸の7つの中間体に変換された後，糖質，脂質あるいは両方の代謝経路に入り，エネルギー源として利用される（図8-8）。

　第4章で示したように，体たんぱく質を構成するアミノ酸は20種類ある。この20種類あるアミノ酸は，7つの中間体のうちどの化合物に変換されるかによって糖原性アミノ酸，ケト原性アミノ酸，糖原性かつケト原性アミノ酸に分類される（表8-2）。

（1）糖原性アミノ酸

　第6章「糖質の代謝」で示したように，糖新生の1つとして，オキサロ酢酸からグルコースを合成する代謝経路がある。糖原性アミノ酸とは，ピルビン酸やオキサロ酢酸等のクエン酸回路の中間体に直接変換され，糖新生経路に入りグルコースを生成するアミノ酸のことである。糖原性アミノ酸には，グリシン，アラニン，バリン，セリン，トレオニン，アスパラギン，グルタミン，システイン，メチオニン，プロリン，アスパラギン酸，グルタミン酸，アルギニン，ヒスチジンがある。

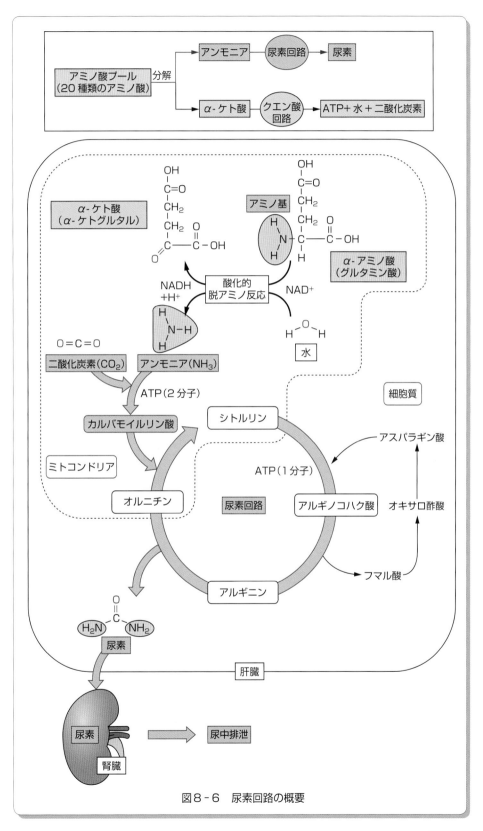

図8-6　尿素回路の概要

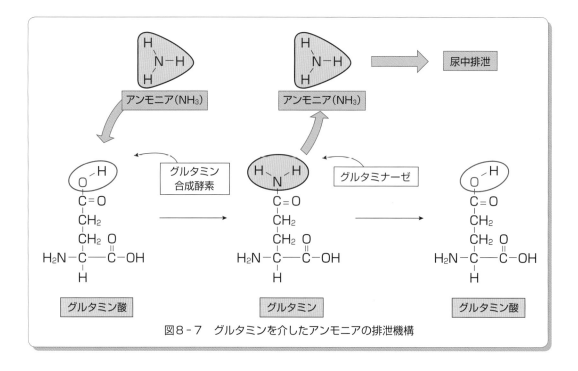

図8-7　グルタミンを介したアンモニアの排泄機構

（2）ケト原性アミノ酸

　第7章「脂質の代謝」で示したように，過剰のアセチルCoAからは，ケトン体（アセト酢酸，アセトン，3-ヒドロキシ酪酸）が合成される。**ケト原性アミノ酸**とは，アセチルCoAまたはアセトアセチルCoAに変換され，脂質代謝経路に入りケトン体を産生するアミノ酸のことである。ケト原性アミノ酸には，**ロイシン，リシン**がある。

（3）糖原性かつケト原性アミノ酸

　糖原性かつケト原性アミノ酸とは，糖新生経路に入る糖原性アミノ酸であっても，アセチルCoAにも変換され，ケト原性としても利用されるアミノ酸のことである。糖原性かつケト原性アミノ酸には，イソロイシン，フェニルアラニン，チロシン，トリプトファンがある。

3.2　生理活性物質の生合成

　アミノ酸は，体たんぱく質の合成原料やエネルギー源として用いられるだけでなく，多くの生理活性物質の原料でもある。

（1）チロシンからの生理活性物質の生合成

　チロシンは，フェニルアラニンから合成される。生成されたチロシンからは，第12章「内分泌系」で示されている甲状腺ホルモン，神経伝達物質，副腎髄質ホルモンが合成される（図8-9）。

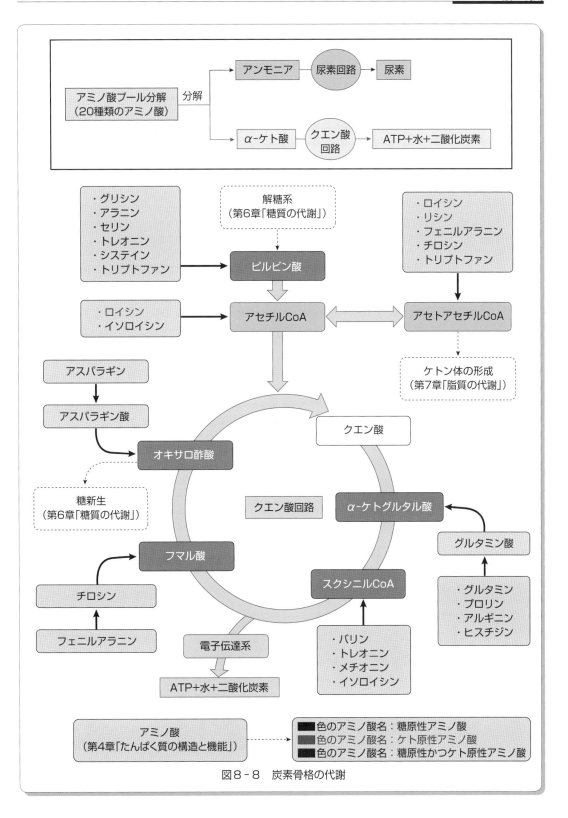

図8-8　炭素骨格の代謝

表8-2　糖原性およびケト原性アミノ酸

種類	アミノ酸
糖原性アミノ酸	グリシン，アラニン，バリン，セリン，トレオニン，アスパラギン，グルタミン，システイン，メチオニン，プロリン，アスパラギン酸，グルタミン酸，アルギニン，ヒスチジン
ケト原性アミノ酸	ロイシン，リシン
糖原性かつケト原性アミノ酸	イソロイシン，フェニルアラニン，チロシン，トリプトファン

1）チロシンの合成

　チロシンは，第4章で示した必須アミノ酸であるフェニルアラニンから合成される。この反応は，フェニルアラニン水酸化酵素（-Hを -OHに変換）により触媒されている。

　もし，**先天的な遺伝子疾患**のためフェニルアラニン水酸化酵素が欠損している場合，フェニルアラニンからはフェニルピルビン酸が生成される。この遺伝子疾患は，生成されたフェニルピルビン酸が尿中に排泄されることから**フェニルケトン尿症**と呼ばれている。チロシンに代謝されない過剰のフェニルアラニンは，脳の発達を阻害することが知られており，治療としては，フェニルアラニンを除去した食事療法が行われている[1]。

2）甲状腺ホルモンの合成

　チロシンからは，甲状腺ホルモンである**チロキシン**（T_4）と**トリヨードサイロニン**（T_3）がつくられる。この合成は，甲状腺内でチロシンに対してヨウ素（I_2）が付加反応した後，ヨウ素化されたチロシン残基の2分子が縮合することで生成する。生成されたチロキシン（T_4）とトリヨードサイロニン（T_3）は，甲状腺ホルモンとしてエネルギー代謝に重要な役割を果たしている。

3）神経伝達物質と副腎髄質ホルモンの合成

　チロシンは，**カテコールアミン**と総称される生理活性物質ドーパミン，ノルアドレナリン，アドレナリンを生成する。まずチロシンからは，チロシン水酸化酵素（-Hを -OHに変換）の触媒作用によりカテコール基を有するドーパが合成され，次いでドーパ合成ドーパ脱炭酸酵素（-COOHを -Hに変換）が作用して**ドーパミン**が生成される。さらに，ドーパミンβ-水酸化酵素（-Hを -OHに変換）により触媒されたドーパミンがノルアドレナリンとなり，ノルアドレナリンにフェニルエタノールアミン-N-メチル基転移酵素（-Hを -CH_3に変換）が作用して**アドレナリン**が合成される。ドーパミンは，神経伝達物質として，ノルアドレナリンとアドレナリンは，副腎髄質ホルモンとして血糖値や血圧に対して生理作用を有している。

4）メラニンの合成

　チロシンは，チロシナーゼによる酸化作用によって**メラニン**を生成する。生成されたメラニンは，紫外線からの保護に重要な役割を果たしている。

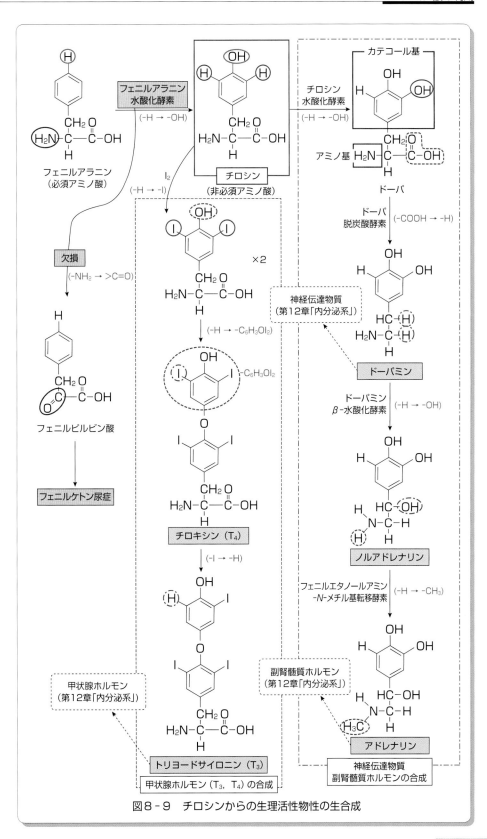

図8-9　チロシンからの生理活性物性の生合成

（2）アミノ酸の脱炭酸反応と生理活性物質の生合成

アミノ酸の脱炭酸反応とは，アミノ酸のカルボキシル基（-COOH）から二酸化炭素（CO_2）を脱離させることでモノアミン（生理活性アミン）を生成させる反応である。この反応は，**脱炭酸酵素**により触媒され，補酵素としてビタミンB_6の活性型であるPLPを必要とする（図8-10）。

1）ヒスタミンの合成

塩基性アミノ酸**ヒスチジン**から合成される**ヒスタミン**は，アレルギー反応や炎症反応を引き起こし，平滑筋収縮や血管拡張作用を有している。

2）セロトニンの合成

芳香族アミノ酸**トリプトファン**から合成される**セロトニン**は，神経伝達物質として中枢機能に関与しており，食欲調節，体温調節，血圧調節，認知機能調節，気分調節など多数の生理作用が認められている。また，セロトニンからは，睡眠調節に関与す

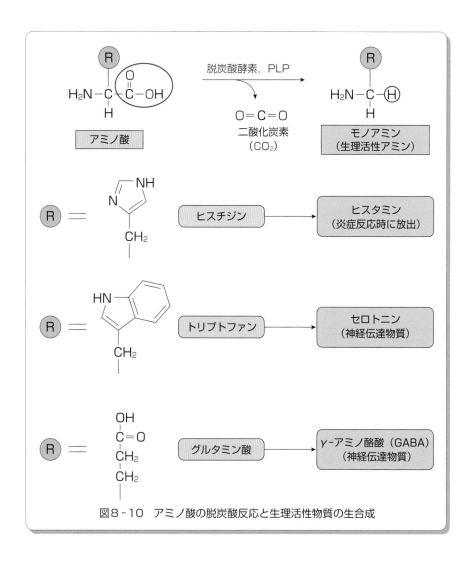

図8-10　アミノ酸の脱炭酸反応と生理活性物質の生合成

るメラトニンが合成される。

3）γ-アミノ酪酸（GABA）の合成

酸性アミノ酸グルタミン酸から合成されるγ-アミノ酪酸（GABA）は，中枢神経系で生成され抑制性神経伝達物質として作用している。

（3）その他の生理活性物質の生合成

その他，アミノ酸は，高エネルギーリン酸化合物や生理活性ペプチドの合成原料としても用いられている。

1）クレアチン，クレアチンリン酸，クレアチニンの合成

クレアチンは，肝臓でグリシン，アルギニンおよびS-アデノシルメチオニンから合成されるリン酸基供与体である。肝臓で生成したクレアチンは，筋肉に運ばれリン酸化化合物であるクレアチンリン酸となる。生成したクレアチンリン酸は，筋肉における高エネルギーリン酸化合物として，通常のATP産生では間に合わないときのエネルギー放出に備えたエネルギー貯蔵機構として利用されている。また，クレアチンは，酸化されてクレアチニンとなる（図8-11）。血中クレアチニンは腎糸球体でろ過された後，再吸収されずに尿中に排泄されるので腎機能の評価に用いられている。

2）生理活性ペプチドの合成

生理活性ペプチドとしては，グルタミン酸，システイン，グリシンから合成されるグルタチオンがある。グルタチオンの生理作用は，生体内酸化還元に関与し，過酸化物と反応することで解毒作用を有する。また，第12章で示されているペプチドホルモンなども生理活性ペプチドである。

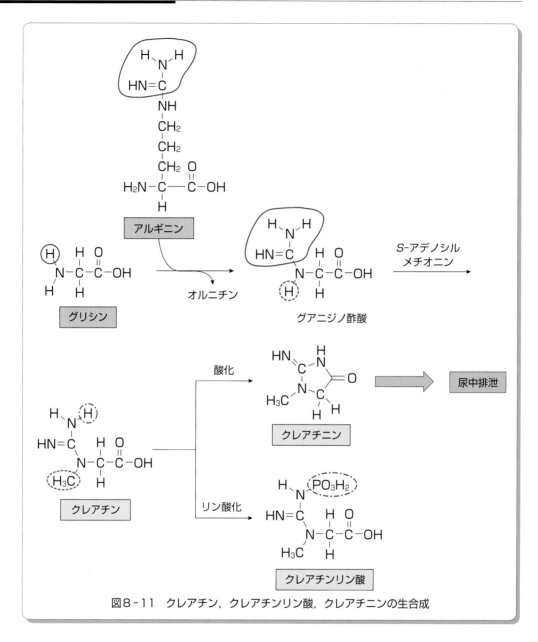

図8-11　クレアチン，クレアチンリン酸，クレアチニンの生合成

演習問題

1. たんぱく質の合成と分解の記述として正しいものをすべて選びなさい。

①唾液には，たんぱく質の消化酵素が含まれている。

②リパーゼは，胃酸によって活性化される。

③胃液に含まれるペプシノーゲンは，脂質を消化する。

④ペプシンは，塩酸によってペプシノーゲンとなる。

⑤トリプシンは，たんぱく質の消化酵素である。

⑥消化酵素の多くは，膵液や小腸粘膜に存在する。

⑦ヒトの体たんぱく質を構成するアミノ酸は，9種類である。

⑧体たんぱく質の合成には，非必須アミノ酸は必要としない。

⑨体内で分解されて生じたアミノ酸は，体たんぱく質の合成には利用されない。

⑩吸収されたアミノ酸と体たんぱく質の分解に由来するアミノ酸は，アミノ酸プールで合流する。

2. アミノ酸の分解経路の記述として正しいものをすべて選びなさい。

⑪アミノ基転移酵素は，補酵素としてビタミン B_1 が必要である。

⑫アミノ基転移酵素は，補酵素としてチアミンピロリン酸を必要とする。

⑬アラニンのアミノ基転移反応によって，オキサロ酢酸が生成される。

⑭アラニンは，アミノ基が転移して，α-ケトグルタル酸になる。

⑮メチオニンは，α-ケトグルタル酸からアミノ基転移反応によりつくられる。

⑯アミノ基転移反応により，遊離のアンモニアが生成される。

⑰酸化的脱アミノ反応は，アミノ基がケト酸に転移する反応である。

⑱酸化的脱アミノ反応によって，アミンが生成される。

⑲尿素のアミノ基は，アミノ酸のアミノ基に由来する。

⑳アミノ酸のアミノ基は，胆汁酸として排泄される。

㉑グルタミン酸の脱アミノ反応により生成したアンモニアは，肝臓で尿素となる。

㉒尿素回路に支障があるときは，血中アンモニア濃度が上昇して，昏睡する場合がある。

㉓尿素は，腎臓内の尿素サイクルで合成される。

㉔尿素は，主に肝臓内の尿素サイクル（回路）で合成される。

㉕オルニチンは，尿素サイクルの中間代謝物質である。

㉖シトルリンは，尿素回路の中間体である

㉗アルギニンは，尿素回路の中間体である。

㉘尿素サイクルについて，中間代謝物には，グルタミンがある。

㉙尿素サイクルについて，アンモニアから尿素（1分子）への変換に必要な ATP は，1分子である。

㉚尿素を構成している窒素原子は，1つである。

㉛尿素には，2つの窒素原子がある。

㉜たんぱく質の摂取量が増加すると，尿中への尿素の排泄量は増加する。

3. アミノ酸の利用の記述として正しいものをすべて選びなさい。

㉝ロイシンは，ケト原性アミノ酸である。

㉞ロイシンは，糖原性アミノ酸である。

㉟ロイシン，リシン，イソロイシンは，糖原性アミノ酸である。

㊱アミノ酸は，糖質や脂質に変換されることはない。

㊲ケト原性アミノ酸とは，グルコースを生成するアミノ酸のことをいう。

㊳グルコースやグリコーゲンへと代謝されるアミノ酸を，ケト原性アミノ酸という。

㊴メープルシロップ尿症は，フェニルアラニンをチロシンへ変換する酵素の欠損によって引き起こされる。

㊵チロキシンは，チロシンから合成される。

㊶アドレナリンは，トリプトファンから合成される。

㊷アドレナリンは，メチオニンから合成される。

㊸グルココルチコイド（糖質コルチコイド）は，チロシンから合成される。

㊹アミノ酸は，脱炭酸反応によりアミノ基が α-ケト酸に移行する。

㊺ヒスチジンは，脱アミノ反応によりヒスタミンとなる

㊻ヒスタミンの脱炭酸反応により，ヒスチジンが生成する。

㊼γ-アミノ酪酸（GABA）は，アルギニンから合成される。

㊽γ-アミノ酪酸（GABA）は，トリプトファンから合成される。

㊾クレアチンリン酸は，筋肉収縮に関連する高エネルギー化合物である。

解答：⑤　⑥　⑩　⑲　㉑　㉒　㉔　㉕　㉖　㉗　㉛　㉜　㉝　㊵　㊾

参考文献

●引用文献

1 ）多田啓也，高田五郎：アミノ酸代謝異常における脳障害の成因，脳と発達，4（5），401-407，1972

●参考文献

・石崎泰樹，丸山　敬 監訳：『リッピンコットシリーズ イラストレイテッド生化学 原書7版』，丸善出版，2019

・林　典夫，廣野治子 監修：『シンプル生化学 改訂第6版』，南江堂，2014

・鈴木敬一郎，本家孝一，大河原知水，藤原範子 編著：『カラーイラストで学ぶ　集中講義　生化学』，メジカルビュー社，2011

・大村正史，本　三保子，山田一哉 編著：『化学・生化学─人体の構造と機能（栄養管理と生命科学シリーズ）』，理工図書，2011

・今堀和友，山川民夫 監修：『生化学辞典 第3版』，東京化学同人，1998

・吉川春寿，芦田　淳 編：『総合栄養学事典　スタンダード版 第4版』，同文書院，2004

・遠藤克己，三輪一智：『生化学ガイドブック 改訂第3版増補』，南江堂，2006

第 9 章

情報高分子の構造と機能：
核酸とたんぱく質の合成

　核酸は，生命の維持に必要な遺伝情報を保存・伝達する化学物質である。核酸には，化学的に異なる2つのタイプ，デオキシリボ核酸（DNA）とリボ核酸（RNA）がある。

　ヒトを含むあらゆる生物の生命活動は，たんぱく質の構造と機能により支えられている。たんぱく質のアミノ酸配列情報は，核酸内のヌクレオチド（塩基）の並びとして暗号化（コード化）され，記録・保存されている。

本章で学ぶこと ●●●

1. ヌクレオチドと核酸（DNA，RNA）
   - ヌクレオチドは，五炭糖，塩基，リン酸の3つの成分で構成される。
   - 五炭糖がデオキシリボースであるヌクレオチドを，デオキシリボヌクレオチドと呼ぶ。
   - デオキシリボヌクレオチドを構成する塩基は，アデニン（A），グアニン（G），シトシン（C），チミン（T）の4種類である。
   - DNA（デオキシリボ核酸）は，デオキシリボヌクレオチドが鎖状につながった高分子化合物である。
   - 五炭糖がリボースであるヌクレオチドを，リボヌクレオチドと呼ぶ。
   - リボヌクレオチドを構成する塩基は，アデニン（A），グアニン（G），シトシン（C），ウラシル（U）の4種類である。
   - RNA（リボ核酸）は，リボヌクレオチドが鎖状に重合した高分子化合物である。
2. DNAの塩基対：二重らせん構造と相補性
   - 2本のDNA鎖は，塩基同士が相補的な水素結合をするとき二重らせん構造となる。
   - 相補的に結合した2つの塩基を，塩基対という。アデニン（A）はチミン（T）と相補的に結合し，グアニン（G）はシトシン（C）と相補的に結合する。
3. 遺伝子DNAとゲノムDNA
   - 遺伝子（gene：ジーン）は，たんぱく質やRNAを合成するための暗号情報をもつDNA領域のことである。遺伝情報は，4種類のデオキシリボヌクレオチドが並ぶ配列として記録（暗号化）される。
4. クロマチンと染色体
   - ヒト細胞の核内では，2本鎖DNAがヒストンタンパクと結合してヌクレオソームを形成している。
   - ヌクレオソーム同士が密に並んで線維状になったものをクロマチンという。クロマチンがさらに密に凝集すると染色体となる。
5. DNAの複製・修復
   - 半保存的なDNA複製では，2本鎖DNAが一旦ほどけてできた各々の1本鎖が鋳型となって

相補的な DNA 鎖が新たに合成される。その結果，新しい 2 本鎖 DNA が 2 組できる。

6．遺伝子発現，たんぱく質合成：転写と遺伝暗号と翻訳

- 転写は，DNA 鎖から RNA 鎖が合成される過程である。合成される RNA 鎖は，DNA 鎖上のヌクレオチド配列情報と相補的な配列となる。
- 転写される RNA 鎖は，3 種類ある。
- メッセンジャー RNA（mRNA）は，たんぱく質に翻訳される。
- トランスファー RNA（tRNA）は，アンチコドンをもち，アミノ酸の運搬を担う。
- リボソーム RNA（rRNA）は，たんぱく質合成の場となるリボソームの構成成分である。
- 翻訳は，mRNA 鎖のヌクレオチド配列（塩基配列）情報をアミノ酸配列情報に変換してたんぱく質を合成する過程である。
- コドンは，連続した 3 つのヌクレオチド（塩基）配列からなる。コドンは，特定のアミノ酸と，翻訳の開始および終止を指定する。この対応を遺伝暗号（遺伝コード）という。

ふんわり理解！　遺伝情報（遺伝子）の発現：転写と翻訳

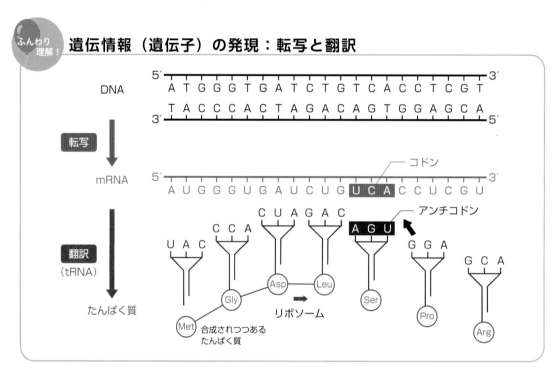

1．ヌクレオチドと核酸（DNA，RNA）

ヌクレオチドは五炭糖（ペントース：デオキシリボースまたはリボース），含窒素環の塩基（プリンまたはピリミジン），リン酸から構成される（図 9 - 1）。

五炭糖がデオキシリボース（図 9 - 2）の場合をデオキシリボヌクレオチドと呼び，これが鎖状につながった重合体がデオキシリボ核酸（DNA）である。いっぽう五炭

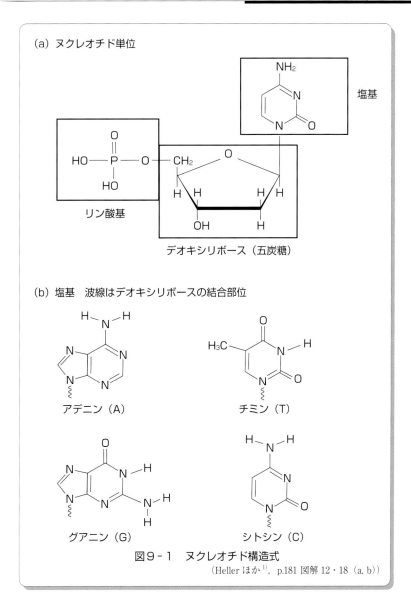

（a）ヌクレオチド単位

塩基

リン酸基

デオキシリボース（五炭糖）

（b）塩基　波線はデオキシリボースの結合部位

アデニン（A）

チミン（T）

グアニン（G）

シトシン（C）

図9-1　ヌクレオチド構造式

（Heller ほか [1]，p.181 図解 12・18（a, b））

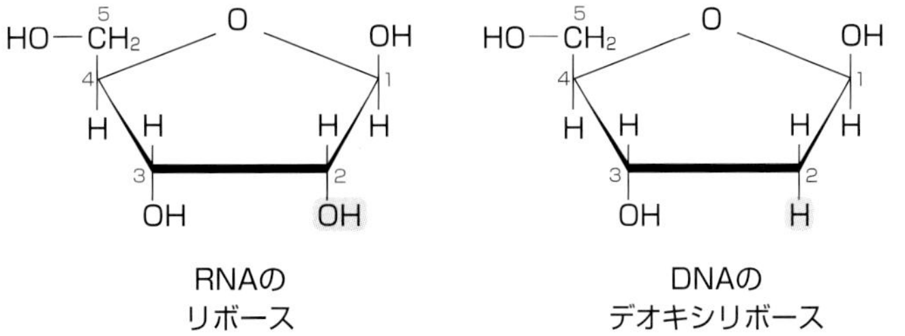

HO—CH₂

RNAの
リボース

DNAの
デオキシリボース

図9-2　ペントース構造式

（Heller ほか [1]，p.183）

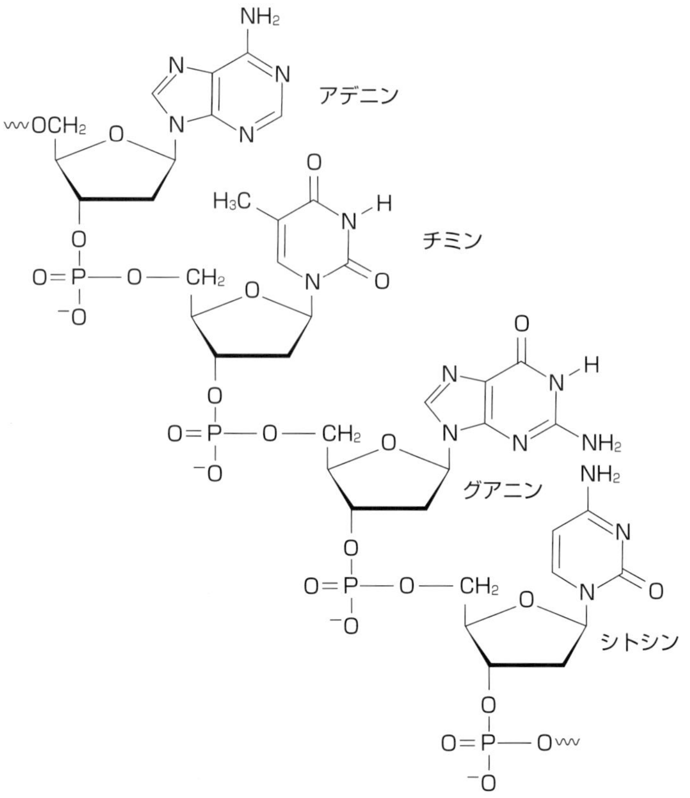

アデニン
チミン
グアニン
シトシン

図９-３　ヌクレオチドの連結（核酸）
（Heller ほか[1]，p.182 図解 12・18（c））

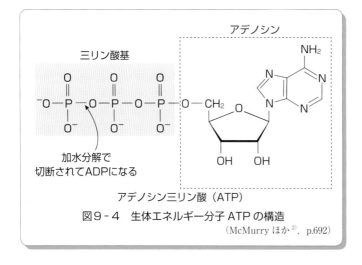

アデノシン
三リン酸基
加水分解で
切断されてADPになる
アデノシン三リン酸（ATP）

図９-４　生体エネルギー分子 ATP の構造
（McMurry ほか[2]，p.692）

糖が**リボース**（図９-２）から構成される**リボヌクレオチド**の重合体が**リボ核酸（RNA）**である。

ヌクレオチドは４つの塩基の違いによって区別される。DNA の塩基は，アデニン（A），グアニン（G），シトシン（C），チミン（T）であり，RNA の塩基は A，G，C，とウラシル（U）であることが特徴である（図９-１）。**ヌクレオチド同士がつながった重合体を核酸**（図９-３）と呼ぶことは，アミノ酸がつながった重合体をたんぱく質と呼び（第４章），単糖がつながった重合体を多糖類と呼ぶ（第２章）ことに相当する。

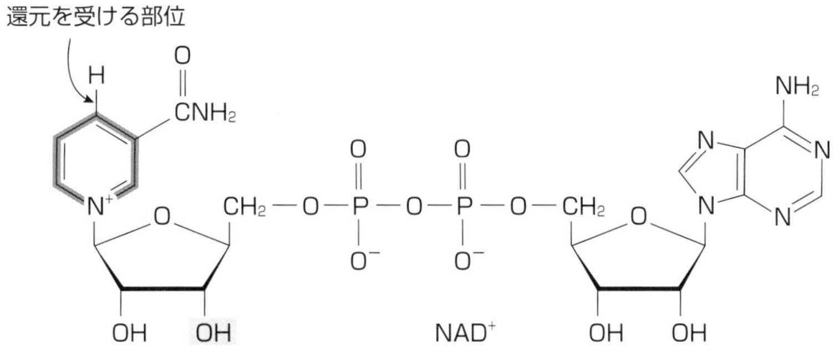

図9-5　還補酵素分子NAD$^+$の構造

(McMurryほか[2], p.698)

　ヌクレオチドは核酸の構成単位（モノマー）としてだけでなく，生体エネルギー分子（ATP，図9-4），補酵素〔NAD$^+$（図9-5），NADP$^+$，FAD〕，細胞内情報伝達物質（cAMP：サイクリックAMP）としても機能する。またイノシン一リン酸（IMP）はうま味成分として知られている。

2. DNAの塩基対：二重らせん構造と相補性

　生命活動の維持に必要な遺伝情報の保存と，次世代にその情報を正確に伝える上で最も重要な要因は，2本のDNA鎖が特異的な塩基同士で対（ペア）を形成できることである（図9-6）。塩基対は，プリン塩基（A：アデニン，G：グアニン）とピリミジン塩基（C：シトシン，T：チミン）の相補的な結びつきからなる。アデニン（A）はチミン（T）と相補的であり，グアニン（G）はシトシン（C）と相補的である。2本のDNA鎖が相補的に塩基対形成をすると二重らせん状の立体構造をとる（図9-6）。

3. 遺伝子DNAとゲノムDNA

　遺伝子（gene：ジーン）は，たんぱく質やRNAを合成するための暗号情報をもつDNA領域のことである。遺伝子DNAの構造には暗号情報領域のほかに，情報発現の調節に必要な領域（プロモーター領域や転写調節領域など）や情報をもたない介在配列（イントロン）も含まれる。

　ある種の生物がもつ全DNAのことをゲノム（genome）といい，その生物のすべての遺伝子DNAが含まれる。ヒトの遺伝子の総数は約2万個とされており，ヒトゲノム上に並んでいる。

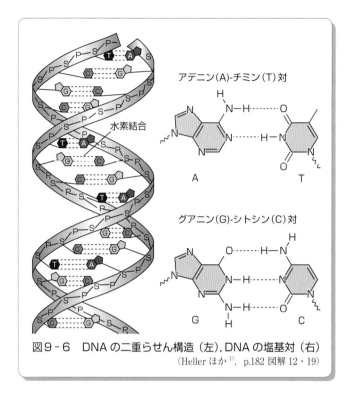

図9-6　DNA の二重らせん構造（左），DNA の塩基対（右）
（Heller ほか[1]，p.182 図解 12・19）

4.　クロマチンと染色体

　ヒトを含む真核生物の核の中で，**ゲノム DNA** は**クロマチン**と呼ばれる構造で存在する。クロマチンは，ゲノム DNA と**ヒストン**を中心としたさまざまな核たんぱく質との複合体として構成される（図9-7）。クロマチンは，細胞分裂を起こす時期だけ凝集する。この凝集体は，色素で染色すると光学顕微鏡で観察できることから**染色体**と呼ばれる。

　ヒト染色体は，1つの細胞の中に 46 本ある。これは 22 本の常染色体と 1 本の性染色体からなる 1 セット（計 23 本の染色体）分を，父親と母親からそれぞれ受け継ぐので合わせて 2 セット（2×23 本 = 46 本）となるからである。これを**二倍体**という。それぞれの染色体を構成する DNA を**染色体 DNA** と呼び，1 セット（計 23 本）の染色体 DNA（半数体）をすべて合わせたものがゲノム DNA となる[1]。ヒトのゲノム DNA は半数体で約 31 億の塩基対からなる。ヒト体細胞は二倍体なので約 62 億の塩基対を核内に収めている。合計 46 本の染色体にある二倍体ゲノム DNA をつなぎ合わせると全長約 2 m になるが，これがコンパクトに折りたたまれることで直径約 10 μm（1 m の 100 万分の 1）の核内に収納される。

[1] 正確には，22 本の常染色体，X と Y の性染色体，そしてミトコンドリア DNA の配列を合わせた DNA 配列である。

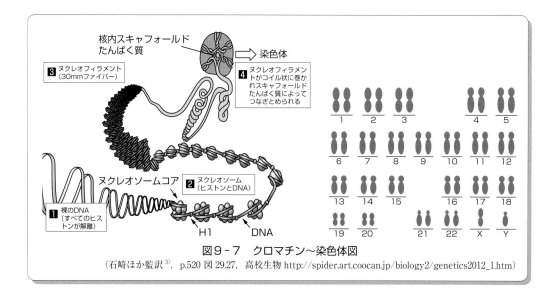

図9-7　クロマチン～染色体図
（石崎ほか監訳[3]，p.520 図 29.27，高校生物 http://spider.art.coocan.jp/biology2/genetics2012_1.htm）

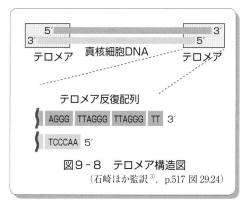

図9-8　テロメア構造図
（石崎ほか監訳[3]，p.517 図 29.24）

ヒト染色体 DNA の両末端は**テロメア**と呼ばれる（図9-8）。ヒト DNA のテロメアは，"TTAGGG" の繰り返し配列構造からなり，染色体 DNA の末端を保護している。普通の体細胞では細胞分裂を繰り返すたびにテロメア配列は徐々に短くなり，細胞の寿命を調節する。

5. DNA の複製・修復

5.1　DNA の複製

　遺伝情報を保持する全ゲノム DNA の複製と，1 セット 23 本からなる染色体の子細胞への分配は，正確でなければならない。遺伝情報の複製と染色体の分配に誤りが生じた場合，次世代の子細胞は重篤な症状や致死的な状況を受け継ぐこともある。

　細胞分裂のとき，ゲノム DNA の二重らせん構造がほどけ，それぞれの 1 本鎖 DNA に相補鎖の塩基対となる新しい鎖が合成される。この過程を **DNA の複製**といい，もとのゲノム DNA と同じ塩基配列の 2 本鎖 DNA が 2 つできる（図9-9）。ここで複製された DNA 二重らせんは，もとの DNA の 1 本鎖と新たに合成された DNA の 1 本鎖から構成されるので，**半保存的複製**とも呼ばれる（図9-10）。複製された 2 つのゲノム DNA は，次世代の子細胞に 1 つずつ正確に分配される。

　ヒトの細胞では，複製にかかわる主要なたんぱく質として，DNA の二重らせんを巻き戻すトポイソメラーゼ I，2 本鎖 DNA を分離するヘリカーゼ，ヌクレオチドを

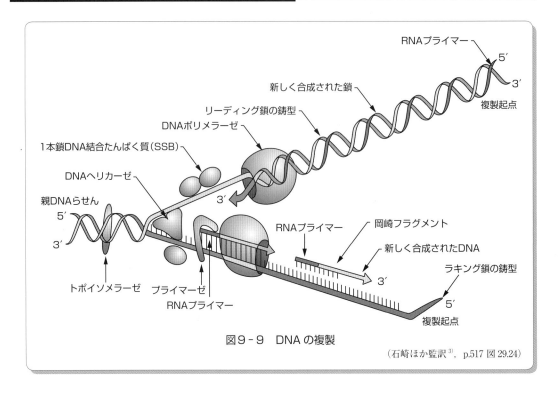

図9-9　DNA の複製

（石崎ほか監訳[3]，p.517 図 29.24）

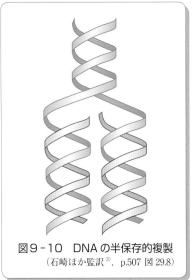

図9-10　DNA の半保存的複製
（石崎ほか監訳[3]，p.507 図 29.8）

つないで新しい相補鎖を 5′→3′ 方向に合成する DNA ポリメラーゼがある。

5.2　DNA の修復

　DNA ポリメラーゼの働きは非常に正確であり，DNA の複製反応中に起きる塩基対形成の誤りはおおよそ 10^7 塩基対に1回の程度であることが知られている。複製反応中に，相補的な塩基対形成である（A-T）と（G-C）以外の組み合わせが生じた場合，DNA ポリメラーゼ自身がもつ校正機能活性（3′→5′ 方向のヌクレアーゼ活性，伸長反応とは逆向き）により誤りを修正できる。この修正機能のおかげで誤った遺伝情報がゲノム DNA 上に蓄積されず，また誤りが次世代に伝わることを防いでいる。

6.　遺伝子発現，たんぱく質合成：転写と遺伝暗号と翻訳

　　特定の遺伝子 DNA の塩基配列は，たんぱく質のアミノ酸配列（結合順序）を指定する。たんぱく質の合成は細胞質内（核の外）のリボソームで行われる。そこで核内の DNA がもつ塩基配列情報を細胞質に移して（転写），アミノ酸配列情報に置き換

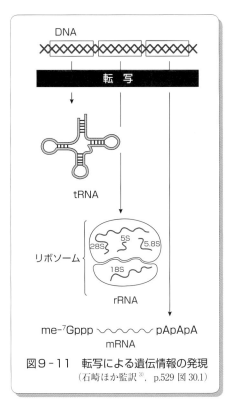

図9-11　転写による遺伝情報の発現
（石崎ほか監訳[3]，p.529 図30.1）

えなければならない（翻訳）。これらの過程を仲介するのが，リボ核酸（RNA）である。

6.1　遺伝子発現：転写

　まず核内で，遺伝子 DNA の塩基配列情報を RNA の相補的な塩基配列としてコピーする。この過程を**転写**という（図9-11）。転写では DNA の複製と同じように特定の遺伝子 DNA の2本鎖がほどける。ほどけた2本鎖のうちの1本鎖だけが RNA 合成に利用される。転写反応を行う酵素は **RNA ポリメラーゼ**[*2] と呼ばれる（図9-12）。

[*2] アミノ酸配列を指定する mRNA（メッセンジャー RNA，伝令 RNA）の転写は RNA ポリメラーゼ II が行い，rRNA（リボソーム RNA）の転写は RNA ポリメラーゼ I，tRNA（トランスファー RNA，転移 RNA）の転写は RNA ポリメラーゼ III が行う。

　転写反応は，RNA ポリメラーゼが遺伝子 DNA 上の制御領域（プロモーター領域）を認識したときに始まり，遺伝子 DNA 鎖のチミン（T）に相補的なリボヌクレオチドとしてウラシル（U）を使う。また RNA ポリメラーゼが遺伝子 DNA 上の別の制御領域（ターミネーター領域）に到達すると転写反応が終了する。相補的に合成された mRNA は核内から細胞質（核の外）へ移動できるので，核内の遺伝子 DNA 情報を核外へ伝令することになる。ヒトのように核をもつ細胞の場合（真核生物），転写された mRNA は 5′末端にキャップ構造（メチル化グアノシン）が付加され，3′末端にはポリアデニル酸（ポリ A）尾部が付加修飾される。また mRNA 配列のうち，アミノ酸をコードしない介在配列（イ

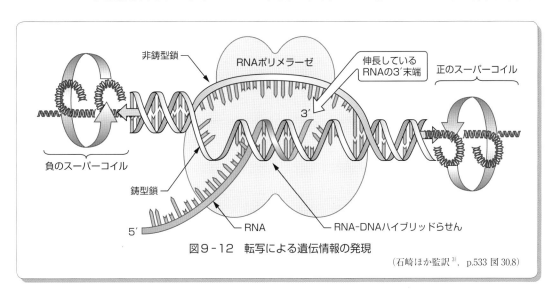

図9-12　転写による遺伝情報の発現

（石崎ほか監訳[3]，p.533 図30.8）

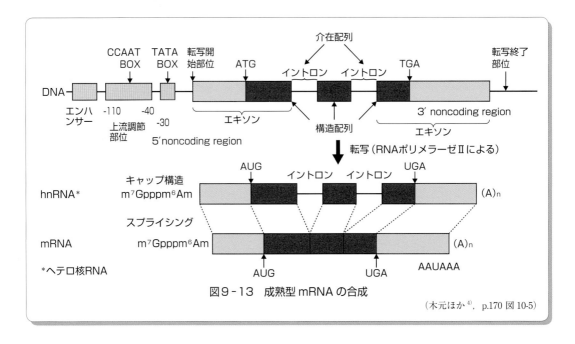

図9-13　成熟型 mRNA の合成

（木元ほか [4]，p.170 図 10-5）

ントロン）はスプライシングと呼ばれる機序により切り取られる。この結果，アミノ
酸をコードする領域（エキソン）がひとつながりとなった成熟型 mRNA になる（図9
-13）。

6.2　たんぱく質合成：遺伝暗号と翻訳

　mRNA で細胞質内に運び出されたヌクレオチド（塩基）配列情報は，リボソーム
と呼ばれるたんぱく質合成装置の中でアミノ酸配列情報に読み替えられる。この過程
を翻訳という。mRNA 鎖上のコドンと呼ばれる塩基配列（塩基3個）は，アミノ酸1
個を指定するか，翻訳反応の停止を指令する。コドンとアミノ酸または停止指令との
対応を，遺伝暗号または遺伝コードという（表9-1）。

　tRNA（トランスファー RNA，転移 RNA）は，コドンで指定されたアミノ酸をリボ
ソーム内に運ぶ重要な働きをする RNA 分子である。tRNA の構造には2つの重要な
部位がある（図9-14）。1つはアンチコドンと呼ばれる部位で，mRNA のコドンと
相補的な3つのリボヌクレオチド配列である。もう1つの部位は tRNA の3′末端に
結合している特定のアミノ酸でアンチコドンの配列と対応する。各 tRNA のアンチ
コドンは，対応する mRNA 上のコドンと相補的な結合をする。

　リボソームは，rRNA（リボソーム RNA）とリボソームたんぱく質からなる複合
体でたんぱく質合成の場である。リボソームは最初 mRNA の5′末端に結合して，
5′→3′方向に mRNA 上を移動する。ヒトのように核をもつ生物（真核生物）では，
mRNA 上の開始コドン（AUG）がたんぱく質合成の始まりの合図となる。リボソー
ムがこの開始コドンの位置に移動してくると，メチオニンを結合した tRNA をとり

表9-1　遺伝暗号（遺伝コード）

5′側塩基	中央塩基				3′側塩基
	U	C	A	G	
U	Phe	Ser	Tyr	Cys	U
	Phe	Ser	Tyr	Cys	C
	Leu	Ser	終止	終止	A
	Leu	Ser	終止	Trp	G
C	Leu	Pro	His	Arg	U
	Leu	Pro	His	Arg	C
	Leu	Pro	Gln	Arg	A
	Leu	Pro	Gln	Arg	G
A	Ile	Thr	Asn	Ser	U
	Ile	Thr	Asn	Ser	C
	Ile	Thr	Lys	Arg	A
	Met	Thr	Lys	Arg	G
G	Val	Ala	Asp	Gly	U
	Val	Ala	Asp	Gly	C
	Val	Ala	Glu	Gly	A
	Val	Ala	Glu	Gly	G

(木元ほか[4]，p.171 表10-1)

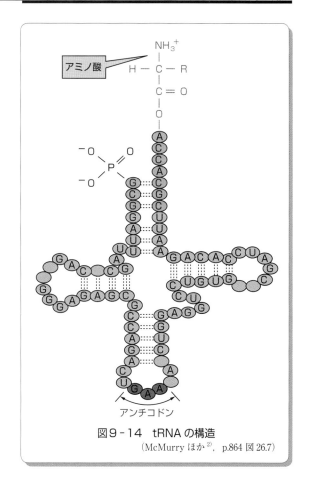

図9-14　tRNA の構造
(McMurry ほか[2]，p.864 図26.7)

入れてたんぱく質合成が開始される。その後リボソームは mRNA 上をコドン１つ
ずつ（３塩基ずつ）5′→3′方向にずれると，次のコドンが指定するアミノ酸を運ぶ
tRNA を受け取る。そしてそのアミノ酸を最初のメチオニンに連結する。リボソーム
がコドンごとにずれるたびに，次のコドンが指定するアミノ酸が結合した tRNA が
受け取られ，アミノ酸が連結・**伸長**していく。リボソームが**終止コドン**を認識する
と，たんぱく質合成が停止する（図9-15）。

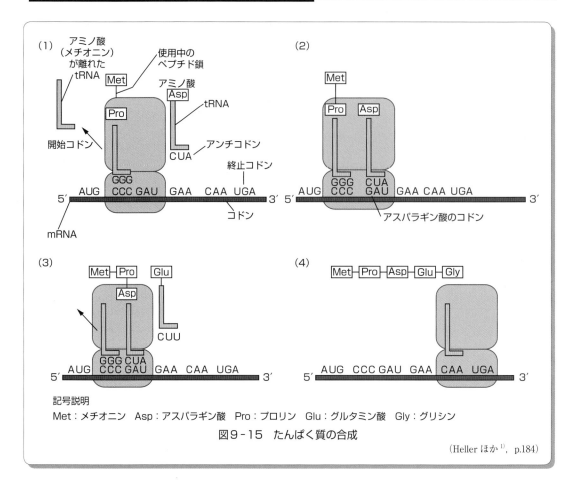

記号説明
Met：メチオニン　Asp：アスパラギン酸　Pro：プロリン　Glu：グルタミン酸　Gly：グリシン

図9-15　たんぱく質の合成

(Heller ほか [1]，p.184)

演習問題

1. ヒトの核酸についての記述である。正しいのはどれか。

① DNA には，たんぱく質のアミノ酸配列に関する情報が保存されている。
② DNA は，核内でヒストンに巻きついている。
③ mRNA の遺伝情報をアミノ酸配列情報に置き換えることを，転写という。
④ 転写と翻訳は，リボソームで行われる。
⑤ DNA ポリメラーゼは，新しい DNA 鎖を 5′ → 3′ 方向に合成する。
⑥ DNA に含まれる糖は，リボースである。
⑦ mRNA の塩基配列（コドン）は，隣り合う塩基 4 つで 1 つのアミノ酸を指定する。
⑧ DNA の遺伝情報を mRNA に伝達することを，翻訳という。
⑨ 核酸の構成単位であるヌクレオチドは，五炭糖，リン酸，塩基からなる。
⑩ DNA を鋳型にして mRNA が合成される転写反応は，細胞核内で行われる。
⑪ RNA ポリメラーゼは，新しい RNA 鎖を 3′ → 5′ 方向に合成する。
⑫ 細胞分裂のときに RNA の複製が起こる。
⑬ アデニンとシトシンは，互いに相補的塩基対をなす。
⑭ DNA は，1 本のポリヌクレオチド鎖として核内に存在している。
⑮ DNA から mRNA が転写される仕方を半保存的複製という。
⑯ アンチコドンは，mRNA に存在する。
⑰ 各アミノ酸に対応するコドンは，それぞれ 1 つである。
⑱ DNA の相補的塩基対は，共有結合により形成されている。
⑲ 成熟した mRNA は，イントロン部分をもつ。
⑳ アデニンは，ピリミジン塩基である。

解答： ① ② ⑤ ⑨ ⑩

参考文献

1）D. P. Heller, C. H. Snyder 著，渡辺　正 訳：『教養の化学—暮らしのサイエンス—』，東京化学同人，2019

2）J. McMurry, M. Castellion, D. S. Ballentine, C. A. Hoeger，菅原二三男 監訳：『第 3 版 マクマリー生物有機化学 生化学編』，丸善出版，2010

3）石崎泰樹，丸山　敬 監訳：『リッピンコットシリーズ イラストレイテッド生化学 原書 6 版』，丸善出版，2015

4）木元幸一，後藤　潔 編著：『N ブックス　人体の構造と機能　三訂 生化学』，建帛社，2016

第 10 章

免疫と生体防御

　身のまわりには細菌やウイルスなどの多種多様な病原体が存在している。それにもかかわらず多くの人が健康的に生活しているのは，身体に免疫系という防御システムが備わっているためである。免疫系の「免」は免れる（避ける），「疫」は感染症という意味であり，この免疫系がわれわれの体を病原体から守っているのである。

本章で学ぶこと ••

1. 免疫系による生体防御機構
- 自然免疫は，体内に侵入してきた病原体に対し，迅速に幅広く働く。
- 自然免疫には好中球，マクロファージ，ナチュラルキラー（NK）細胞などがかかわり，病原体やウイルス，これに感染した細胞などを駆除する。
- 獲得免疫は，病原体に対し特異的かつ強力に働く。
- 獲得免疫には，細胞性免疫と体液性免疫がある。
- 細胞性免疫ではヘルパー T 細胞（Th1）の指令のもと，キラー T 細胞がウイルス感染細胞を駆除する。
- 体液性免疫ではヘルパー T 細胞（Th2）の指令のもと，B 細胞が抗体を分泌して細菌やウイルスを抑え込む。

2. アレルギー
- アレルギーは，無害な細胞やたんぱく質を異物とみなし，過剰に反応してしまった状態である。
- アレルギーにはその作用メカニズムや発症までの期間により，I 型から V 型までの 5 種類がある。
- 食物アレルギーは，本来は栄養素となる食品中のたんぱく質などを抗原として認識し，過剰に反応してしまう症状である。

3. 自己免疫疾患
- 自己免疫疾患は，免疫系が自己細胞や自己たんぱく質を異物であると誤って認識し，攻撃することで発症する疾患である。

4. 免疫不全
- 免疫不全は，ウイルス感染，遺伝，老化などの原因で免疫系が働かなくなった状態である。

ふんわり理解！ **血液細胞の系譜と免疫系の概要**

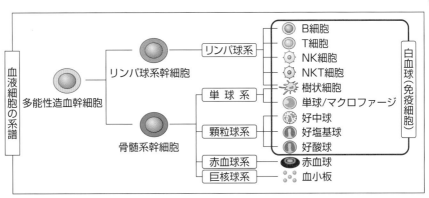

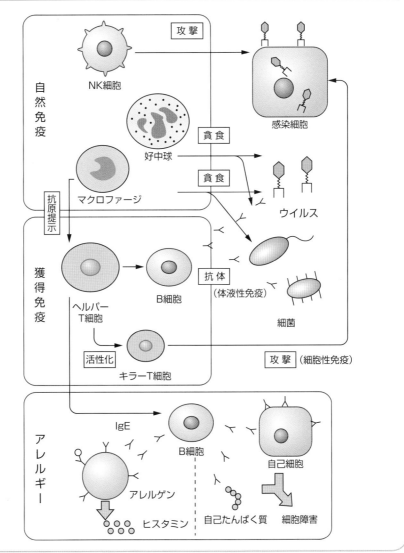

1. 免疫系による生体防御機構

　身体は病原体から身を守るために，外界と接している皮膚や粘膜がバリアとなって容易に侵入できないようにしている。このバリアを超えて侵入してきた病原体に対しては，免疫系が**自然免疫**と**獲得免疫**の二段構えで立ち向かう。

1.1　自然免疫

　体内に侵入した病原体に対して，迅速に幅広く（非特異的に）攻撃する免疫システムが自然免疫である（図10-1）。自然免疫では白血球〔好中球，マクロファージ，NK（ナチュラルキラー）細胞など〕が病原体の駆除にあたる。またこれらの細胞は，後述する獲得免疫で働く細胞（T細胞）に情報を伝えることで手助けをする。

（1）好　中　球

　白血球のなかで最も多くを占め，体内に侵入した病原体を細胞内に取り込み（貪食），消化して駆除する。好中球は，細胞内にこの消化に必要な顆粒（酵素）を含んでいることから顆粒球と呼ばれる。顆粒球には他にも，寄生虫に対応する好酸球，アレルギー症状にかかわる好塩基球がある。

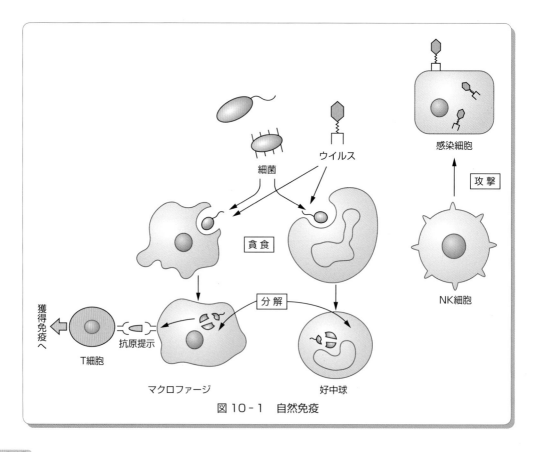

図10-1　自然免疫

（2）マクロファージ

　マクロファージも前項の好中球と同様，**貪食**により病原体を駆除する。さらにマクロファージは，消化した病原体の残骸から特異的な部位を探し出し，ヘルパー T 細胞に受け渡す（抗原提示）。これがきっかけとなり，後述する獲得免疫が発動する。

　また，マクロファージは寿命を終えた赤血球，白血球なども取り込み，消化して処理をする。

（3）NK 細胞（ナチュラルキラー細胞）

　NK 細胞はリンパ球の1つで，細胞内にパーフォリンやグランザイムといった酵素をもっている。好中球やマクロファージは，侵入してきた病原体である細菌やウイルス自体を駆除することはできるが，感染してしまった細胞に対応することができない。NK 細胞は，正常な細胞と異常な細胞（ウイルスに感染した細胞や腫瘍細胞）を見分け，後者だけを酵素によって攻撃して破壊することができる。

1.2　獲得免疫

　自然免疫が病原体に対して迅速かつ非特異的に攻撃できるのに対し，獲得免疫は多少時間がかかるが特異的かつ強力に攻撃することができるシステムである。ひとたび体内に侵入した病原体を記憶しておき，再び侵入してきた際には，これに特化した対応をとることによって，効率的に駆除を行うことができる。獲得免疫はその対象によって体液性免疫と細胞性免疫に分けられる。

（1）体液性免疫

　体液性免疫とは，抗体というたんぱく質を中心とした免疫機構である。また，この抗体を産生する B 細胞，B 細胞に刺激を与え抗体の分泌を促すヘルパー T 細胞，抗体が結合した病原体を攻撃する補体などが連携して，感染症から身を守る。体液性免疫は以下の順番で行われる（図10 - 2）。

1）ヘルパー T 細胞の分化とサイトカインの分泌

　自然免疫で病原体を貪食したマクロファージは，その特異的な部位をヘルパー T 細胞へ受け渡す（抗原提示）。ヘルパー T 細胞は，抗原提示を受ける前はナイーブヘルパー T 細胞（Th0細胞）という状態で待機しているが，提示を受けることで Th1 あるいは Th2 という2つのタイプに分化する。体液性免疫の場合は Th2 に分化したヘルパー T 細胞がインターロイキン4（IL-4）という**サイトカイン**を分泌し，B 細胞に抗体を分泌させる。

2）B 細胞の分化，増殖と抗体の分泌

　1つの B 細胞は，1種類の抗原にだけ結合できる抗体を産生する。一方で，別の抗原に結合する抗体は別の B 細胞が産生する。これを**抗原特異性**という。B 細胞は前項の Th2 細胞が分泌した IL-4 の刺激によって形質細胞に転換し，抗体を分泌する。

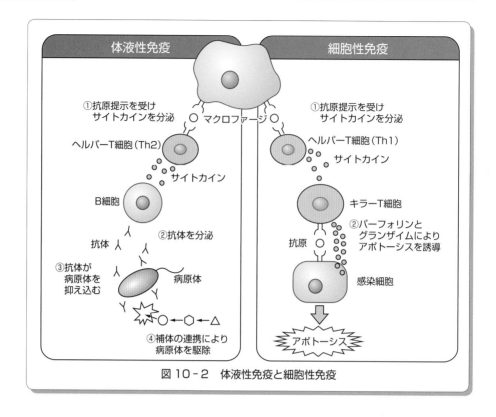

図 10-2　体液性免疫と細胞性免疫

このとき，B 細胞は細胞分裂も刺激されるため，多量の抗体で病原体に対抗することができる。

3）抗　体

抗体は「免疫グロブリン（Ig：immunoglobulin）」という糖たんぱく質で，2 本の長い H 鎖と 2 本の短い L 鎖が結合した Y 字型をしている。H 鎖と L 鎖に挟まれた部分の先端が抗原に結合する（表 10-1）。この先端部分は可変部と呼ばれ，そのかたちを変えることで多種の抗原に対応できる。B 細胞から分泌された抗原は，それぞれに特異的な病原体を取り囲んでその活動を抑え込む。抗体には構造や働きの違いによって 5 種類のアイソタイプがある（表 10-1）。

4）補体による病原体の駆除

補体とは，病原体の駆除を促進する複数のたんぱく質の総称である。病原体に結合した抗体を目標に集合し，これらたんぱく質が連鎖的に活性化することで病原体を攻撃したり，マクロファージを呼びよせて貪食を促したりする（図 10-2）。

（2）細胞性免疫

体液性免疫が細菌やウイルス自体を攻撃するのに対し，細胞性免疫はウイルスに感染した細胞を攻撃して駆除する。細胞性免疫は，前述のヘルパー T 細胞のほか，細胞傷害性（キラー）T 細胞，好中球などが連携して感染症から身を守る。細胞性免疫

表10-1 抗体の基本構造とアイソタイプ

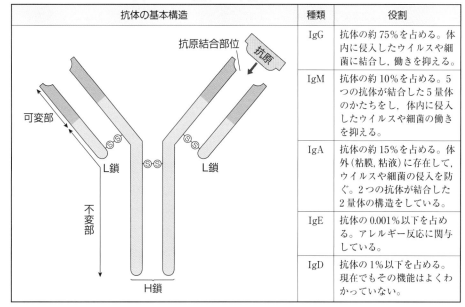

抗体の基本構造	種類	役割
	IgG	抗体の約75%を占める。体内に侵入したウイルスや細菌に結合し，働きを抑える。
	IgM	抗体の約10%を占める。5つの抗体が結合した5量体のかたちをし，体内に侵入したウイルスや細菌の働きを抑える。
	IgA	抗体の約15%を占める。体外（粘膜，粘液）に存在して，ウイルスや細菌の侵入を防ぐ。2つの抗体が結合した2量体の構造をしている。
	IgE	抗体の0.001%以下を占める。アレルギー反応に関与している。
	IgD	抗体の1%以下を占める。現在でもその機能はよくわかっていない。

は以下の順番で行われる（図10-2）。

1）ヘルパーT細胞の分化とサイトカインの分泌

体液性免疫の場合と同様，Th0細胞は抗原提示を受けてTh1細胞に分化し，IL-2やインターフェロンγ（IFN-γ）といったサイトカインを分泌し，キラーT細胞や好中球を活性化する。

2）キラーT細胞による感染細胞の駆除

細菌やウイルスに感染した細胞は，その表面に抗原を提示している。キラーT細胞の表面には抗原受容体が露出しており，感染細胞が提示している抗原を目標としてこれに結合する。これをきっかけとして，キラーT細胞はパーフォリンやグランザイムといった顆粒を分泌する。前者が感染細胞の表面に穴を開け，後者が中に入り込んでアポトーシス（細胞の自殺）を誘導することで，これを駆除する。

2. アレルギー

免疫系は本来，外部からの病原体に対して効力を発揮し，これらを駆除するシステムである。ところが，体に対して害を与えない物質（花粉や食品など）に対して免疫系が過剰に反応してしまうことがあり，この状態をアレルギーという。

2.1 アレルギーの種類

アレルギーは，反応にかかわる抗体や免疫細胞から次のⅠ～Ⅴ型に分類される。その違いにより，発症の仕方や引き起こされる症状も異なる。

（1）Ⅰ型アレルギー（図 10 - 3）

即時型アレルギーとも呼ばれる。アレルギーを引き起こす原因物質（アレルゲン）が体の中に入ってくると，まずマクロファージなどに取り込まれ，その断片がヘルパー T 細胞（Th2）に抗原提示される。これにより活性化されたヘルパー T 細胞はサイトカインを分泌し，B 細胞を刺激する。この刺激を受けて，B 細胞は IgE という種類の抗体を分泌する。この IgE 抗体を受け取った肥満細胞や好酸球は細胞表面に突出させて抗原（アレルゲン）を待ち構える（この状態を感作と呼ぶ）。再び体内に侵入したアレルゲンは肥満細胞表面の抗体に結合し，この刺激によって肥満細胞から**ヒスタミン**が分泌される。ヒスタミンは血圧降下，血管の浸透性の亢進，平滑筋収縮，血管拡張，腺分泌促進などの作用があり，これが鼻水，鼻づまり，目のかゆみなどの症状となる。重度な場合は，循環虚脱，喉頭浮腫，気管支虚脱のショック状態となり，死に至ることもある。これらの症状を**アナフィラキシーショック**と呼ぶ。

Ⅰ型アレルギーの代表的な疾患として，食物アレルギー，花粉症，アトピー性皮膚炎などがある。

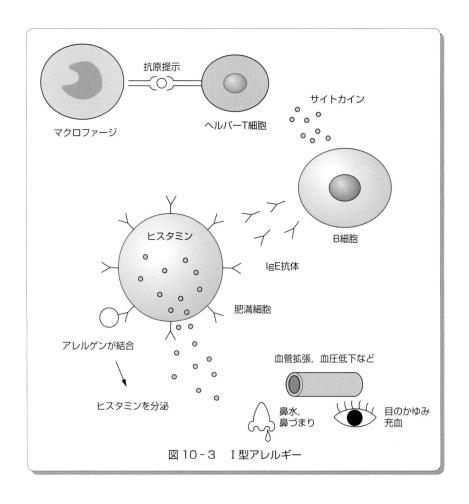

図 10 - 3　Ⅰ型アレルギー

（2）Ⅱ型アレルギー（図10‐4）

　細胞障害型アレルギーとも呼ばれる。免疫系が自分の細胞を抗原と勘違いし，これに対する抗体（自己抗体）を産生，分泌してしまうことによって起こる。抗体が結合してしまうため，自分の細胞にもかかわらず免疫系はこれを標的に反応し，補体系による細胞破壊，あるいはマクロファージによる貪食が引き起こされる。

　Ⅱ型アレルギーの代表的な疾患として，自己溶血性貧血，重症筋無力症，橋本病などがある。

（3）Ⅲ型アレルギー（図10‐4）

　アルサス型アレルギーとも呼ばれる。メカニズムはⅡ型に似ているが，細胞ではなく体液に溶けている物質（たんぱく質やペプチド）を免疫系が抗原として認識してしまうことによって起こるアレルギーである。自分の細胞が直接的に障害されることはないが，抗原とこれに結合した補体，さらにこれに刺激された白血球（好中球）が血管壁を破壊してしまう。

　Ⅲ型アレルギーの代表的な疾患として，関節リウマチ，全身性エリテマトーデス，急性糸球体腎炎などがある。

（4）Ⅳ型アレルギー

　遅延型アレルギーとも呼ばれる。メカニズムはⅠ型に似ているが，抗原提示を受け

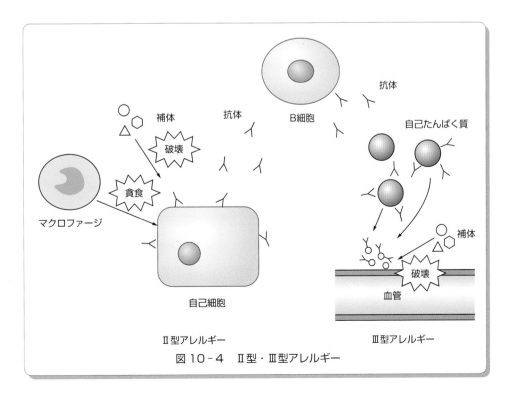

図10‐4　Ⅱ型・Ⅲ型アレルギー

るヘルパー T 細胞が Th1 であることと，この Th1 が活性化する相手がキラー T 細胞や好中球であることが異なる。活性化されたキラー T 細胞や好中球は，自分の細胞を直接的に障害してしまう。また，Ⅰ型はアレルゲンが侵入してから即座に（数分以内に）発症するのに対し，Ⅳ型は侵入から遅延して（半日から数日）発症する。

　Ⅳ型アレルギーの代表的な疾患として，ツベルクリン反応，接触性皮膚炎，ギラン・バレー症候群などがある。

（5）Ⅴ型アレルギー

　抗レセプター型アレルギーとも呼ばれる。Ⅱ型アレルギーと同様に免疫系が自己抗体を産生することによって引き起こされるが，Ⅴ型ではこの抗体が直接的に細胞に作用する。通常，ホルモンなどを分泌する細胞はその細胞表面に受容体（レセプター）があり，ここに特異的な物質が結合することで分泌が促進される。Ⅴ型では自己抗体がこの受容体に結合してしまい，ホルモンなどの分泌が過剰に促進され，その結果として体に異常をきたす。

　Ⅴ型アレルギーの代表的な疾患として，バセドウ病などがある。

2.2　食物アレルギー

　食物アレルギーは，前述のⅠ型アレルギーの一種である。生きるために必要な栄養素を含む食物を異物として認識してしまい，過剰な免疫反応をすることによって発症する。ときに重篤な症状を引き起こし，命に危険がおよぶこともある。

（1）食物アレルギーの発症と症状

　食物アレルギーのアレルゲンは，たんぱく質であることが多い。通常，たんぱく質を摂取すると消化管で消化されてアミノ酸やジペプチドの状態で吸収される。この状態では抗原となることはないが，何らかの原因でさらに長いペプチドの状態で吸収された場合に抗原として認識されてしまうことがある。再びその食物を摂取すると，前述のように肥満細胞が活性化してしまい，そこから分泌されるヒスタミンなどの生理活性物質により，アレルギー反応が生じる。

　食物の摂取後，数分から1時間以内に腹痛，下痢，じんま疹，鼻炎，気管支喘息，咽頭浮腫などが現れる。重症になると血圧低下やアナフィラキシーショックを引き起こし，死に至ることもある。

（2）仮性アレルゲン

　免疫系が引き起こすアレルギーではないが，同様の症状が現れる食物成分がある。これを仮性アレルゲンと呼ぶ。サバ，タケノコ，ナスにはヒスタミンに似た物質が，イチゴ，トマト，柑橘類にはサリチル酸化合物が含まれており，これらを摂取することでアレルギーに似た症状が現れることがある。

3. 自己免疫疾患

　本来は外敵を排除するのが免疫系の役割であるが，何らかの原因で自らを攻撃してしまう場合がある。これを自己免疫疾患という。

3.1　自己免疫疾患の要因

　免疫系は病原体などが体内に侵入したとき，まずこれを「自己」か「非自己」か判断し，「非自己」であれば排除に働く。この判断の目印となるのが細胞表面に突出している MHC 分子である。通常，体内の細胞は自分の遺伝子がコードされた MHC 分子を提示しているため，免疫系は「自己」と判断して攻撃を行わない。これを**免疫寛容**という。

　自己免疫疾患は，何らかの原因で体内のたんぱく質の構造が変わってしまった，あるいは病原体等の異物と構造が似ているといった場合に，「自己」を「非自己」と判断してしまい，攻撃を仕掛けてしまうことで発症する。前述のⅡ型アレルギーとⅢ型アレルギーがこれにあたる。

4. 免 疫 不 全

　免疫系は様々な細胞やたんぱく質の連携によって成り立っているため，どれか 1 つが機能しなくなるだけで，容易に感染症が発症，あるいは悪化してしまう。この状態を免疫不全という。

4.1　免疫不全の要因

　有名な免疫不全として後天性免疫不全症候群（AIDS）があげられる。これはヒト免疫不全ウイルス（HIV）に感染することにより T 細胞が破壊されてしまい，細胞性免疫が機能しなくなることで発症する。このほかに，B 細胞や T 細胞の産生，成熟に必要な遺伝子が生まれつき欠損していたり，薬剤や疾患によって免疫系の働きが抑えられたりといった原因でも免疫不全は発症する。また，老化によって T 細胞を産生する胸腺が萎縮することで細胞性免疫の機能が低下し，感染症や自己免疫疾患の罹患率が上昇する。

演習
問題

1. 免疫系による生体防御機構の記述として正しいものをすべて選びなさい。

①自然免疫は，体内に侵入した病原体に対して非特異的に働く。

②好中球は，細胞内のアズール顆粒によって病原体を駆除することができる。

③マクロファージは，病原体を貪食し，その一部をヘルパー T 細胞に抗原提示する。

④抗体は，ヘルパー T 細胞が産生して分泌する。

⑤ IgA 抗体は，食物アレルギーなどの I 型アレルギーを引き起こす。

⑥キラー T 細胞による感染細胞の駆除は，細胞性免疫である。

2. アレルギーの記述として正しいものをすべて選びなさい。

⑦食物アレルギーは，Ⅱ型アレルギーである。

⑧Ⅳ型アレルギーは，遅延型アレルギーとも呼ばれる。

⑨食物アレルギーのアレルゲンは，糖質であることが多い。

⑩免疫系にかかわることなくアレルギー症状を引き起こす食物成分を，仮性アレルゲンと呼ぶ。

3. 自己免疫疾患と免疫不全の記述として正しいものをすべて選びなさい。

⑪免疫系は，細胞表面に MHC 分子があればすべて非自己と判断し攻撃する。

⑫ I 型アレルギーは，自己免疫疾患の一種である。

⑬ヒト免疫不全ウイルス（HIV）は，T 細胞を破壊することで免疫不全を引き起こす。

⑭老化によって胸腺が萎縮することで，免疫不全が引き起こされる。

解答：① ③ ⑥ ⑧ ⑩ ⑬ ⑭

第 11 章

発展的学習 1
ビタミンの栄養

ビタミンは，正常な生命活動を維持する上で不可欠となる微量栄養素で，体内で必要量を合成することができない有機化合物である。不足すると特有の欠乏症を生じる。

本章で学ぶこと

1. 脂溶性ビタミン：4種（ビタミンA，D，E，K）
 - 脂質とともに吸収され，生体の機能を維持するために働く。
 - 欠乏症として，ビタミンAの夜盲症，ビタミンDのくる病，ビタミンKの新生児メレナなどがある。
2. 水溶性ビタミン：9種（B群ビタミン8種，ビタミンC）
 - B群ビタミン：B_1，B_2，ナイアシン，B_6，B_{12}，葉酸，パントテン酸，ビオチン。
 - B群ビタミンは，補酵素として，主にエネルギー代謝や栄養素の代謝に関与する。
 - ビタミンCは，水溶性の抗酸化ビタミンであり，コラーゲンの合成にも必須である。
 - 欠乏症として，ビタミンB_1の脚気，ナイアシンのペラグラ，ビタミンB_{12}の悪性貧血，葉酸の巨赤芽球性貧血，ビタミンCの壊血病などがある。

 ビタミン

ビタミンの定義
①微量で生理機能を正常に調節する有機化合物（微量栄養素）
②体内で必要量を合成できない（必須栄養素）

代表的なビタミンの欠乏症

ビタミン		欠乏症
脂溶性	A	夜盲症，成長低下
	D	くる病，骨軟化症
	E	溶血性貧血
	K	新生児メレナ，乳児ビタミンK欠乏性出血症
水溶性	B_1	脚気，ウェルニッケ・コルサコフ症候群
	ナイアシン	ペラグラ
	B_{12}	悪性貧血
	葉酸	巨赤芽球性貧血，神経管閉鎖障害
	C	壊血病

B群ビタミンの関与する主な代謝経路

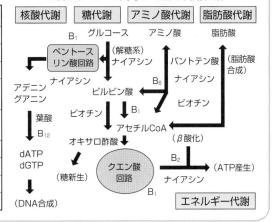

1. 脂溶性ビタミン

　A，D，E，Kの4種類で，熱や水に対して安定である（調理で失われにくい）。

　消化管からは，脂質とともに単純拡散で吸収される（脂質によって吸収が促進される）。リポたんぱく質であるキロミクロンに含まれ，リンパ管を経由して運ばれる。

　生体内では脂質として蓄積されるため体外に排出されにくい。そのため，欠乏症は起こりにくいが，過剰症が起こりやすい。

（1）ビタミンA

　視覚作用と細胞の増殖・分化を調節する作用をもつ。体内では活性型であるレチナールとレチノイン酸に代謝される。欠乏症には，夜盲症や成長低下などがある。過剰症として，激しい頭痛（慢性的には頭蓋内圧亢進症）や妊娠期の催奇性がある。

①化 学 名　　レチノール

②一般的性質　　活性型のレチナールは，ロドプシンの構成成分として，網膜で受容した光の刺激を視神経に伝達する働きをする。レチノイン酸は，細胞内で核内受容体と結合して特定の遺伝子の発現を調節し，細胞の増殖や分化を正常に保つ働きをする（図11-1）。

③欠 乏 症　　成人では，暗順応が低下する夜盲症となる。乳幼児では，角膜乾燥症が起こり，失明することもある。また，成長の低下や骨・歯の形成不全，皮膚の乾燥・角化，免疫能低下などもみられる。

④過 剰 症　　最も過剰症の起こりやすいビタミンである。激しい頭痛や頭蓋内圧亢進などが起こり，死亡例もある。また，妊娠期では，胎児の発育に異常が起こる（催奇性）。これに対し，α-カロテン，β-カロテン，β-クリプトキサンチンなどのプロビタミンAは，必要に応じてビタミンAに変換されるため有害な過剰症はなく，過剰に摂取しても胎児の発育に影響しない。

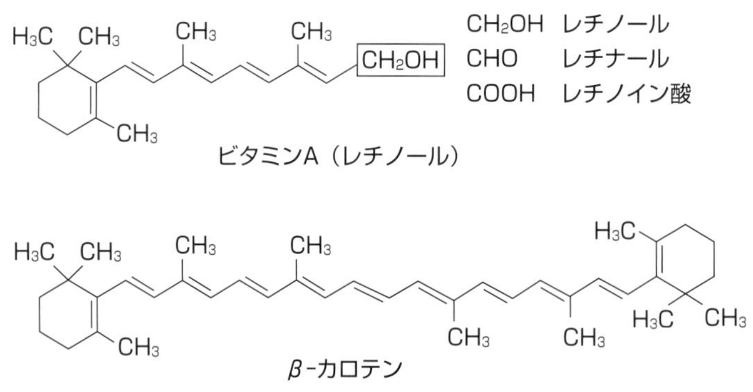

ビタミンA（レチノール）

β-カロテン

図11-1　ビタミンAの構造

（2）ビタミンD

　カルシウムの吸収を促進し，血中のカルシウム濃度を上昇させる作用をもつ。代表的な欠乏症は，乳幼児・小児のくる病と，成人の骨軟化症である。一部体内でもコレ

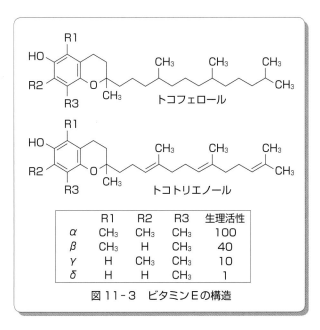

図 11-2　ビタミンDの構造

ステロールから合成されるが，十分量でないため「ビタミン」として扱われる。

①**化 学 名**　カルシフェロール

②**一般的性質**　植物由来の D_2（エルゴカルシフェロール）と動物由来の D_3（コレカルシフェロール）がある（図11-2）。紫外線を受けるとコレステロールからビタミン D_3 が合成される。ビタミンDは，肝臓と腎臓で水酸化されて活性型ビタミンDである 1,25-ジヒドロキシコレカルシフェロールに変換される。活性型ビタミンDは，細胞内で核内受容体と結合して，特定の遺伝子発現を調節する。小腸でカルシウム結合たんぱく質の合成を増やしてカルシウムの吸収を促進するとともに，腎臓でのカルシウムの再吸収と骨からのカルシウムの放出（骨吸収）を増やして血中のカルシウム濃度を上昇させ，骨の「リモデリング（再構築）」を促進する。

③**欠 乏 症**　乳幼児・小児のくる病（骨が変形）と，成人の**骨軟化症**（骨の再形成障害，強度低下）がある。閉経後の女性では，骨粗鬆症のリスクが上昇する。

④**過 剰 症**　高カルシウム血症であり，組織へのカルシウム沈着による腎障害などの症状が起こる。

（3）ビタミンE

　脂溶性の抗酸化ビタミンとして，細胞膜やリポたんぱく質（特にLDL）の脂質の酸化を防ぐ。欠乏すると，溶血性貧血などが起こる。ビタミンCと相乗効果を示す。

①**化 学 名**　トコフェロール，トコトリエノール

②**一般的性質**　α, β, γ, δ の4種がある（図11-3）。生体では，大部分が α-トコフェロールである。抗酸化ビタミンとして脂質過酸化反応を抑制し，脂質中の不飽和脂肪酸の酸化を防ぐ。酸化されたビタミンEは，ビタミンCなどの水溶性の抗酸化剤で還元型に戻される。ビタミンCと相乗効果を示す。

	R1	R2	R3	生理活性
α	CH_3	CH_3	CH_3	100
β	CH_3	H	CH_3	40
γ	H	CH_3	CH_3	10
δ	H	H	CH_3	1

図 11-3　ビタミンEの構造

③**欠乏症**　脂肪吸収不全などで欠乏すると，赤血球の膜が破れる**溶血性貧血**や神経症状などが起こる。しかし，通常の食事では欠乏症は起きない。

④**過剰症**　過剰量の長期摂取で出血傾向となるが，通常の食事では過剰症は起こらない。

（4）ビタミンK

　ビタミンK依存性たんぱく質の合成にかかわり，血液凝固と骨代謝に働く。欠乏すると血液凝固時間の延長や骨形成障害が起こる。新生児や母乳栄養児ではビタミンK欠乏性出血症の原因となる。脂溶性ビタミンのうちで唯一腸内細菌により合成される。

①**化学名**　**フィロキノン**（K_1，植物由来），**メナキノン**（K_2，動物・微生物由来）（図11-4），**メナジオン**（K_3，合成品でありイソプレノイド側鎖がなく生理活性が高い）

②**一般的性質**　メナキノンには側鎖の長さが異なるものがある（4〜14）。動物製食品には主に**メナキノン-4**，納豆にはメナキノン-7が含まれる。血液凝固因子である**第Ⅱ**（プロトロンビン），**第Ⅶ，第Ⅸ，第Ⅹ因子**の合成に必須である。血液凝固阻害剤である**ワーファリン**を内服している場合は，ビタミンKの多い食品（特に納豆）が禁忌となる。また，オステオカルシンの合成を介して，骨代謝にも関与する。

③**欠乏症**　欠乏すると**血液凝固時間の延長や骨形成障害**が起こる。多くの食品に含まれ，腸内細菌からも供給されるため，欠乏することはほとんどない。胎盤を通過しにくく，母乳の含有量も少ないことから，新生児や母乳栄養児は，ビタミンK欠乏性出血症（新生児メレナおよび乳児ビタミンK欠乏性出血症）を起こすことがある。

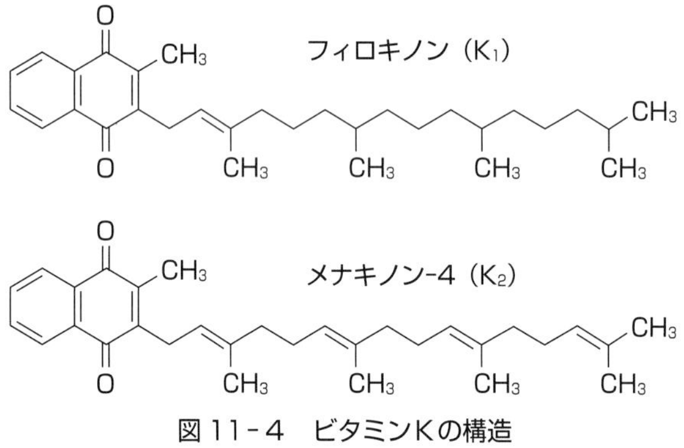

④**過剰症**　食品による過剰症はないが，K_3の過剰投与は溶血などの症状を招く。

図11-4　ビタミンKの構造

2. 水溶性ビタミン

　B群8種類とCがあり，水に溶けやすく，熱に弱い（調理で失われやすい）。

　B群は，補酵素として，エネルギー代謝や栄養素の代謝に関与している。

　Cは，水溶性の抗酸化ビタミンであり，酸化還元反応にかかわる。

　主に輸送体や受容体を介して吸収され，門脈経由で運ばれる。

　尿から排泄されるため，体内に蓄積しにくく，欠乏しやすい。

（1）ビタミンB₁

糖質代謝に必須のビタミンで，糖質の摂取量が増加すると必要量も増加する。代表的な欠乏症は脚気であり，ウェルニッケ・コルサコフ症候群の原因ともなる。

①化学名　　チアミン（図11-5）

②一般的性質　　補酵素型は，リン酸化されたチアミンピロリン酸（チアミン二リン酸）である。カルボニル基の転移や脱炭酸にかかわる酵素の補酵素として，**糖質代謝**と分岐鎖アミノ酸代謝に働く。グルコース代謝では，ペントースリン酸回路のトランスケトラーゼ，クエン酸回路への入り口のピルビン酸脱水素酵素，クエン酸回路のα-ケトグルタル酸脱水素酵素の補酵素として働く。

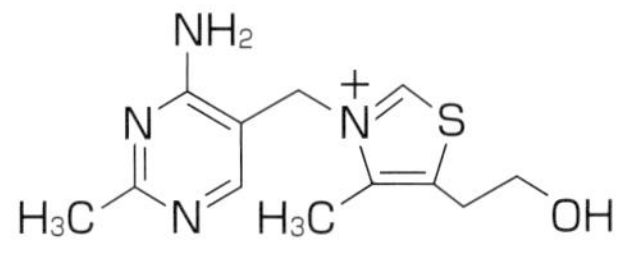

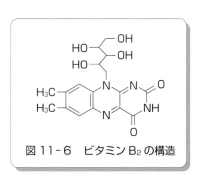

図11-5　ビタミンB₁の構造

③**欠乏症**　　ピルビン酸や乳酸の蓄積により血中乳酸濃度が上昇し，倦怠感や食欲不振，末梢神経障害，心不全などの**脚気**症状が起こる。また，中枢神経障害による脳機能障害である**ウェルニッケ・コルサコフ症候群**の原因にもなる。

④**過剰症**　　通常の食品では過剰症はみられない。過剰量の摂取により頭痛，いらだち，不眠，速脈などの症状が現れる。

（2）ビタミンB₂

FMNとFADのかたちで，クエン酸回路や脂肪酸のβ酸化，電子伝達系などエネルギー代謝（ATP産生）を中心に機能する。

①化学名　　リボフラビン（図11-6）

②一般的性質　　補酵素型には，リボフラビンにリン酸が結合したFMN（フラビンモノヌクレオチド）と，FMNにAMPが結合したFAD（フラビンアデニンジヌクレオチド）がある。FADは，特にエネルギー代謝に関与している。

③**欠乏症**　　正常な発育の維持に必要であるため，成長障害，口内炎，口角炎，舌炎，脂漏性皮膚炎などが起こる。

④**過剰症**　　過剰量は尿中に排泄されるため，過剰症はない。

図11-6　ビタミンB₂の構造

（3）ナイアシン

NADあるいはNADPのかたちで酸化還元反応にかかわり，エネルギー代謝（ATP産生）や脂肪酸などの合成反応に働く。エネルギー摂取量や消費量が増加すると必要量も増加する。トリプトファンから合成される。代表的な欠乏症はペラグラ（pellagra）である。

①化学名　　ニコチン酸とニコチンアミド（図11-7）

②一般的性質　　補酵素型であるNAD（ニコチンアミドアデニンジヌクレオチド）と

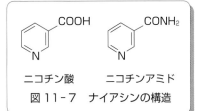

図11-7　ナイアシンの構造

NADP（ニコチンアミドアデニンジヌクレオチドリン酸）は，**エネルギー代謝**を中心に多くの反応にかかわる。体内では，アミノ酸の**トリプトファンから合成**される。したがって，たんぱく質の摂取量が多いと必要量は減少する。

③**欠　乏　症**　　ペラグラであり，皮膚炎，精神神経障害（錯乱），消化器症状（出血性下痢）などの症状を示す。ナイアシン欠乏とトリプトファン欠乏が合わさると起こる。

④**過　剰　症**　　過剰量の摂取で消化器異常や肝臓障害などを起こす。

（4）ビタミン B$_6$

　アミノ基転移酵素の補酵素として，アミノ酸の合成・分解にかかわる。たんぱく質の摂取量が増加すると必要量が増加する。

①**化　学　名**　　ピリドキシン，ピリドキサル，ピリドキサミン（図11-8）

②**一般的性質**　　補酵素型は，ピリドキシン5′-リン酸，ピリドキサル5′-リン酸，ピリドキサミン5′-リン酸である。**アミノ基転移酵素**の補酵素として**アミノ酸代謝**に働く。アミノ酸の脱炭酸酵素の補酵素として，ドーパミンやセロトニン，γ-アミノ酪酸（GABA）などの生理活性アミンの合成などにも関与する。

③**欠　乏　症**　　成長の抑制，ペラグラ様症候群，脂漏性皮膚炎，神経症状（けいれん）などの症状が起こる。食品中に比較的多く含まれ，腸内細菌からも供給されるので，欠乏はほとんど起こらない。

④**過　剰　症**　　大量投与で感覚性ニューロパシー（知覚の異常）がみられる。

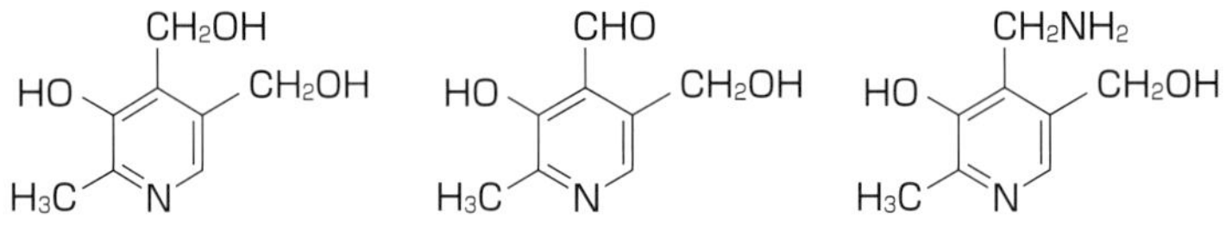

ピリドキシン　　　　　　ピリドキサル　　　　　　ピリドキサミン

図11-8　ビタミン B$_6$ の構造

（5）ビタミン B$_{12}$

　葉酸とともに DNA 合成と細胞分裂に働き，欠乏すると悪性貧血と呼ばれる葉酸欠乏と同様の巨赤芽球性貧血となる。吸収には胃から分泌される内因子が必要である。

①**化　学　名**　　コバラミン（図11-9）

②**一般的性質**　　金属（コバルト）を含むビタミンである。葉酸とともに DNA 合成に働くほか，メチオニン合成酵素の補酵素として，メチオニンの再合成にかかわる。また，メチルマロニル CoA ムターゼの補酵素として，アミノ酸の代謝に働く。ビタミン B$_{12}$ の吸収には，胃壁から分泌される**内因子**が必須であり，回腸下部の受容体と

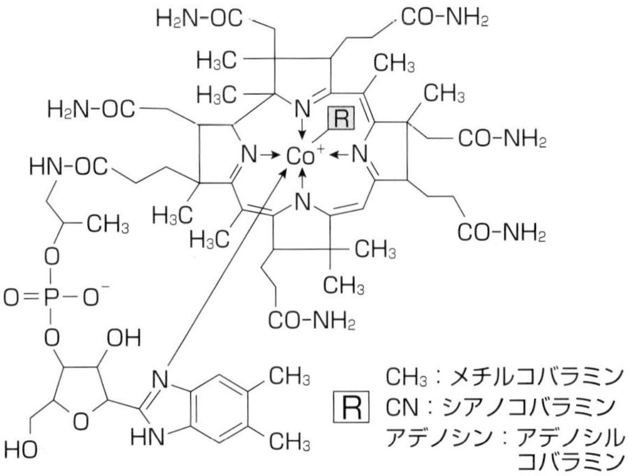

図11-9 ビタミンB₁₂の構造

CH₃：メチルコバラミン
CN：シアノコバラミン
アデノシン：アデノシルコバラミン

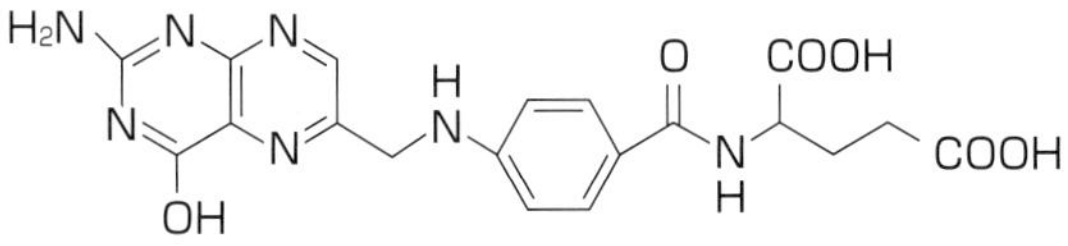

図11-10 葉酸の構造

結合して吸収される。

③**欠 乏 症** 葉酸欠乏と同様の巨赤芽球性貧血（悪性貧血）と高ホモシステイン血症がみられる。胃切除手術者や胃粘膜の萎縮した中高齢者では内因子が不足して，悪性貧血となる。

④**過 剰 症** 吸収には内因子との結合が必要であるため，過剰症はみられない。

（6）葉　酸（図11-10）

　ビタミンB₁₂と協調して，核酸とメチオニンの合成に働く。特に細胞分裂におけるDNAの合成に重要で，欠乏すると巨赤芽球性貧血になるとともに，血中のホモシステイン値が増加する。妊娠初期の欠乏で胎児の神経管閉鎖障害のリスクが増加する。

①**一般的性質** 基本構造はプテロイン酸に1個のグルタミン酸が結合した**プテロイルモノグルタミン酸**であるが，グルタミン酸が数個ついたポリグルタミン酸型としても存在する。補酵素型はテトラヒドロ葉酸であり，一炭素単位の転移反応にかかわる酵素の補酵素として機能している。

②**欠 乏 症** DNA合成と細胞分裂が低下して成熟赤血球が減少し，巨大化した未熟な赤芽球が増加する**巨赤芽球性貧血**となる。成長や妊娠の維持，胎児の正常な発育にも必要である。妊娠初期で欠乏すると，胎児の**神経管閉鎖障害**（二分脊椎や無脳症）の発症リスクが増加する。ホモシステインからのメチオニン再合成回路にも必要であり，欠乏すると，血中ホモシステイン値が増加して，動脈硬化のリスクが増加する（高ホモシステイン血症）。

③**過 剰 症** 過剰量の摂取で神経障害や呼吸困難などの症状が現れる。

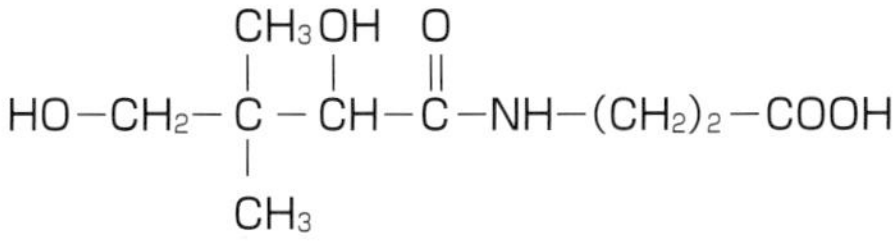

図11-11 パントテン酸の構造

（7）パントテン酸（図11-11）

　コエンザイムA（CoA）の構成成分であり，アセチルCoAやアシルCoAのかたちで糖代謝や脂質代謝に関与している。

①**一般的性質** 補酵素型は，CoAと4′-ホス

ホパンテテインである。アセチル CoA やアシル CoA などのかたちで糖代謝，脂肪酸代謝など様々な反応にかかわる。特に，**アセチル CoA** は，クエン酸回路で利用されるほか，脂肪酸やコレステロールなど様々な生体物質の合成に用いられる。

②欠　乏　症　　エネルギー代謝の低下による成長障害や副腎障害，皮膚炎などが起こる。食品中に広く含まれ，腸内細菌からも供給されるため，通常欠乏は起こらない。

③過　剰　症　　明確な過剰症はない。

（8）ビオチン （図11-12）

　カルボキシラーゼの補酵素として，糖新生，アミノ酸代謝，脂肪酸合成に関与している。卵白のアビジンと強く結合する。

①一般的性質　　4つの**カルボキシラーゼ**の補酵素として，炭酸固定反応と炭酸転移反応に関与する。**ピルビン酸カルボキシラーゼ**は，オキサロ酢酸合成と糖新生に重要である。**アセチル CoA カルボキシラーゼ**は，アセチル CoA からマロニル CoA を合成する脂肪酸合成の律速酵素として働く。

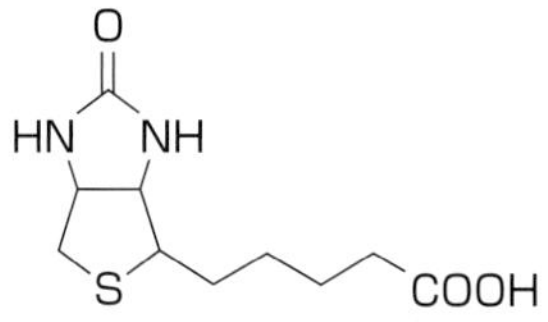

図11-12　ビオチンの構造

②欠　乏　症　　皮膚炎，脱毛，神経症状などが起こる。食品中に広く含まれ，腸内細菌からも供給されるので，通常欠乏は起こらない。ただし，卵白の**アビジン**と強く結合するので，生の卵白を長期間大量摂取すると卵白障害による欠乏が起こる。

③過　剰　症　　明確な過剰症はない。

（9）ビタミンC

　水溶性の抗酸化ビタミンとして，活性酸素の消去や，ビタミン E（脂溶性の抗酸化ビタミン）の再生に働く。コラーゲンの合成に必須であり，欠乏すると壊血病になる。

①化　学　名　　アスコルビン酸（図11-13）

②一般的性質　　還元型の**アスコルビン酸**は，生体内で多くの酸化還元反応にかかわり，他の物質を還元して，酸化型のデヒドロアスコルビン酸となる。ビタミン C は，**コラーゲンの合成に必須**である。プロリンとリシンの水酸化に関与し，コラーゲンの**三重らせん構造**を安定化させる。他にも，コレステロールの代謝（胆汁酸合成，ステロイドホルモン合成）や，薬物代謝酵素（シトクロム P450）の活性化，鉄の吸収促進などに働く。

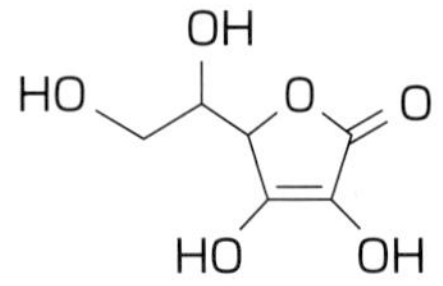

図11-13　ビタミンCの構造

③欠　乏　症　　コラーゲンが形成できず血管がもろくなり，全身の毛細血管などから出血を起こす**壊血病**となる。また，骨形成の異常も起こる。

④過　剰　症　　吸収率が低下して排泄が増加するため，過剰症はないが，大量摂取で下痢等の消化管への影響がみられる。

1. 脂溶性ビタミンの記述として正しいものをすべて選びなさい。

①ビタミン A の欠乏により，頭蓋内圧の亢進が起こる。

②ビタミン D の過剰摂取により，高カルシウム血症が起こる。

③ビタミン E は，抗酸化作用をもつ。

④ビタミン K が欠乏すると，血液の凝固時間が短縮する。

2. 水溶性ビタミンの記述として正しいものをすべて選びなさい。

⑤ビタミン B_1 は，糖質代謝に関与している。

⑥ビタミン B_2 とナイアシンは，ともにエネルギー産生に働いている。

⑦たんぱく質の摂取量が増えると，ビタミン B_6 の必要量は低下する。

⑧葉酸の欠乏により，胎児の神経管閉鎖障害のリスクが増加する。

⑨ビタミン B_{12} が欠乏すると，DNA の合成が増加する。

⑩ビオチンは，コエンザイム A の構成成分である。

⑪パントテン酸は，カルボキシラーゼの補酵素である。

⑫ビタミン C は，コラーゲンの合成に関与している。

解答：② ③ ⑤ ⑥ ⑧ ⑫

第 12 章

発展的学習 2
内 分 泌 系

内分泌腺でつくられたホルモンを体内（主に血管内）に分泌して特定の器官に届け，生体機能を調節する仕組みを内分泌系という。

本章で学ぶこと

1. ホルモンの作用機序
- ホルモンは，内分泌腺でつくられ，主に血流を介して目的の器官に届けられる。
- ホルモンは，細胞に存在する受容体（レセプター）に結合することによって作用する。
2. ホルモン分泌の調節機構
- ホルモンの分泌量は，体内の様々な変化によって調節されている。
- あるホルモンの分泌量が，他のホルモンの分泌量を調節することもある。
3. 各種ホルモン
- ヒトのホルモンは数多く，その作用も血糖値の調節，血中カルシウムの調節，女性の性周期の調節など多種多様である。

ふんわり理解！ ホルモンの作用機序の概要

1. ホルモンの作用機序

1.1　ホルモンの定義と種類

　ホルモンとは，内分泌腺をもつ特定の臓器（視床下部，下垂体，副腎，膵臓，甲状腺，副甲状腺，性腺，消化管など）でつくられ，血流によって体内をめぐり，目的の器官に届いてその機能を調節する物質である。

　ホルモンはその化学的特徴から，次の3種類に分けられる。

(1) アミノ酸誘導体ホルモン

　アミノ酸を原料につくられるホルモン。例えば，チロシンからは甲状腺ホルモンであるチロキシン（T_4）や神経伝達物質であるドーパミンやノルアドレナリンがつくられる。トリプトファンからは，松果体ホルモンであるメラトニンや神経伝達物質であるセロトニンがつくられる。

(2) ステロイドホルモン

　コレステロールを原料につくられるホルモン。例えば，副腎皮質ホルモンであるアルドステロンやコルチゾール，性腺ホルモンであるエストロゲンやテストステロンがステロイドホルモンである。

(3) ペプチドホルモン

　たんぱく質と同じように，アミノ酸がペプチド結合してつくられるホルモン。例えば，膵臓ホルモンであるインスリンやグルカゴンはペプチドホルモンである。また，視床下部から放出される性腺刺激ホルモン放出ホルモンは，糖鎖が付いたペプチドホルモンである。

1.2　受　容　体

　内分泌腺でつくられたホルモンは，血流を介して目的の器官に届けられる。ただし，そこでホルモンが作用するためには，細胞膜あるいは細胞内に存在する受容体（レセプター）に結合する必要がある。

(1) 細胞膜受容体（図12-1）

　アミノ酸誘導体ホルモンやペプチドホルモンは水溶性（甲状腺ホルモンは脂溶性）であり細胞膜を通過できない。そのため，これらのホルモンは細胞膜上の受容体に結合することで作用する。細胞膜受容体は，その構造と細胞内での作用の違いから，次の3種類に分けられる。

1) Gたんぱく質共役型受容体

　細胞膜受容体の細胞質側にGたんぱく質が連結されている。ホルモンが受容体

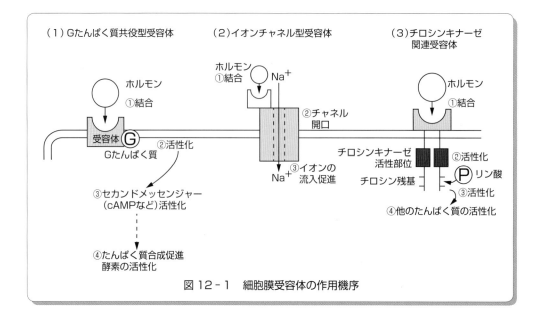

（1）Gたんぱく質共役型受容体

ホルモン
①結合

受容体 G
②活性化
Gたんぱく質

③セカンドメッセンジャー
（cAMPなど）活性化

④たんぱく質合成促進
酵素の活性化

（2）イオンチャネル型受容体

ホルモン
①結合　Na⁺

②チャネル
開口

③イオンの
Na⁺　流入促進

（3）チロシンキナーゼ
関連受容体

ホルモン
①結合

チロシンキナーゼ
活性部位

チロシン残基

②活性化

P リン酸

③活性化

④他のたんぱく質の活性化

図12-1　細胞膜受容体の作用機序

に結合するとGたんぱく質が活性化し，さらに細胞内にあるサイクリックAMP（cAMP）などのセカンドメッセンジャーを活性化させる。このcAMPなどがさらに他の物質を活性化するといった連鎖反応により，たんぱく質の合成や酵素の活性化など目的の生理作用を促す。

2）イオンチャネル型受容体

受容体の中央にイオンが通過するチャネルがある。ホルモンが受容体に結合することでチャネルが開き，イオンが細胞内に流れ込んで目的の生理作用を促す。

3）チロシンキナーゼ関連受容体

受容体の細胞質側にチロシンキナーゼ（チロシンリン酸化酵素）活性をもつ部分がある。受容体にホルモンが結合することで酵素活性が現れ，自己のチロシン残基をリン酸化（活性化）する。この活性化がさらに他のたんぱく質の活性化を促し，連鎖反応的な化学反応を繰り返して目的の生理作用を促す。

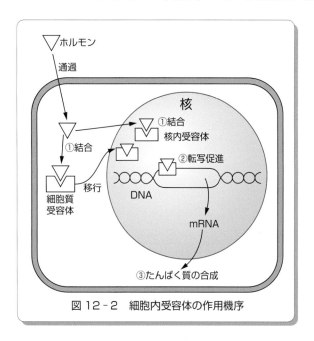

ホルモン

通過

核

①結合
核内受容体

①結合

②転写促進

移行

DNA

細胞質
受容体

mRNA

③たんぱく質の合成

図12-2　細胞内受容体の作用機序

（2）核内受容体（図12-2）

ステロイドホルモンや甲状腺ホルモンは脂溶性であるため，細胞膜を自由に通過して細胞質あるいは核内に存在する受容体と結合できる。ホルモンと結合した

受容体は，核内にある DNA 上の，特定のたんぱく質がコードされた領域に結合して mRNA の合成（転写）を促す。このたんぱく質の発現により，目的の生理作用を促す。

2. ホルモン分泌の調節機構

ホルモンの分泌量は，様々な身体状況を反映して調節されている。主な調節機構として次の3つがある。

（1）体内の様々な変化による調節

特定の物質の血中濃度（グルコース濃度やカルシウム濃度），体液の量や浸透圧の変化を感知し，平常値に戻す（恒常性を保つ）ためにホルモンの分泌量が調節される。例えば，血中のカルシウムイオン濃度が低下すると，正常値に戻すために副甲状腺ホルモンの分泌量が増加し，その作用によってカルシウム濃度は上昇する。また，体液量が減少するとレニン–アンジオテンシン・アルドステロン系が促進し，血圧を上昇させたり飲水行動を促進したりする。

（2）フィードバック調節

あるホルモンの働きによって現れた生理作用が，他のホルモンの分泌を調節することがある。この機構を，フィードバック調節という。例えば，前項（1）のように副甲状腺ホルモンの作用によって血中のカルシウム濃度は上昇するが，そのまま分泌され続けると，今度は濃度が高くなりすぎてしまう。そこでカルシウム濃度が上昇して正常値になるとフィードバック調節が働き，副甲状腺ホルモンの分泌が抑制されて血中のカルシウム濃度は一定に保たれる。

（3）生体リズムによる調節

多くのホルモンの基礎分泌は突発性であるが，24 時間周期で分泌されるホルモンもある。例えば，メラトニンの基礎分泌は体内時計に従って調節され，夜間に多く分泌される。また，身体活動のリズムに従って分泌されるホルモンもあり，成長ホルモンは睡眠によって分泌が刺激され，睡眠開始1時間後に多量の分泌がみられる。

3. 各種ホルモン

ヒトの体内で働くホルモンは 100 種類以上ともいわれている。このうち代表的なホルモンを表 12-1 にまとめる。

3.1 血糖値を調節するホルモン（図 12-3）

血液中のグルコース濃度は血糖値と呼ばれ，これはホルモンによって一定になるよ

表12-1　主なホルモンの分泌器官と働き

分泌器官	名称	働き（標的器官）
アミノ酸誘導体ホルモン		
松果体	メラトニン	体内時計の制御
甲状腺	トリヨードサイロニン（T_3）	成長・成熟の促進，代謝促進（全身）
	チロキシン（T_4）	
副腎髄質	アドレナリン	血糖値の上昇（肝臓），血圧上昇（心臓）
	ノルアドレナリン	血圧の上昇（末梢血管）
ステロイドホルモン		
副腎皮質	コルチゾール（糖質コルチコイド）	糖新生の促進（肝臓），脂肪分解促進（脂肪細胞）
	アルドステロン（鉱質コルチコイド）	Naの再吸収促進，Kの排泄促進（腎尿細管）
卵巣	エストロゲン	生殖器に対する作用（生殖器），骨形成促進（骨），脂質代謝の調節（肝臓）
黄体	プロゲステロン	生殖器に対する作用（生殖器），下垂体ホルモンの調節（下垂体）
精巣	アンドロゲン	生殖器に対する作用（生殖器），精子形成促進（精巣，精巣上体）
ペプチドホルモン		
視床下部	副腎皮質刺激ホルモン放出ホルモン（CRH）	ACTHの分泌促進（下垂体前葉）
	甲状腺刺激ホルモン放出ホルモン（TRH）	TSHの分泌促進（下垂体前葉）
	性腺刺激ホルモン放出ホルモン（GnRH）	FSH，LHの分泌促進（下垂体前葉）
	成長ホルモン放出ホルモン（GRH）	成長ホルモンの分泌促進
下垂体前葉	副腎皮質刺激ホルモン（ACTH）	副腎皮質ホルモンの分泌促進（副腎皮質）
	甲状腺刺激ホルモン（TSH）	甲状腺ホルモンの分泌促進（甲状腺）
	卵胞刺激ホルモン（FSH）	卵胞の成熟促進（卵巣），精子の形成促進（精巣）
	黄体形成ホルモン（LH）	卵胞の黄体化促進（卵胞）
	プロラクチン	乳汁産生促進（乳腺）
下垂体後葉	オキシトシン	子宮筋収縮（子宮），射乳促進（乳腺）
副甲状腺	副甲状腺ホルモン（PTH，パラトルモン）	骨吸収促進（骨），カルシウムの再吸収促進（腎臓）
甲状腺	カルシトニン	骨吸収抑制（骨），カルシウムの再吸収抑制（腎臓）
胃・十二指腸	ガストリン	胃酸の分泌促進（胃）
十二指腸・空腸	セクレチン	膵液の分泌による十二指腸の中和促進（膵臓）
	コレシストキニン（CCK）	消化酵素の分泌促進（膵臓），胆汁の分泌促進（胆嚢）
膵臓	インスリン	血糖値の降下（肝臓），グリコーゲン合成促進（肝臓，筋肉）
	グルカゴン	血糖値の上昇（肝臓），グリコーゲン分解促進（肝臓）

うに調節されている。空腹時の血糖値は70～110 mg/dLであるが，食後あるいは飢餓状態になると大幅に変動する。これを元に戻すために働くのが，膵臓や副腎髄質から分泌される以下のホルモンである。

（1）インスリン

　食後，血糖値が上昇すると膵臓のβ（B）細胞からインスリンが分泌される。インスリンは筋肉細胞や脂肪細胞の受容体に結合し，グルコースの取り込みを促進することで，血糖値を降下させる。また，肝臓や筋肉ではグリコーゲンの合成を促進させ，

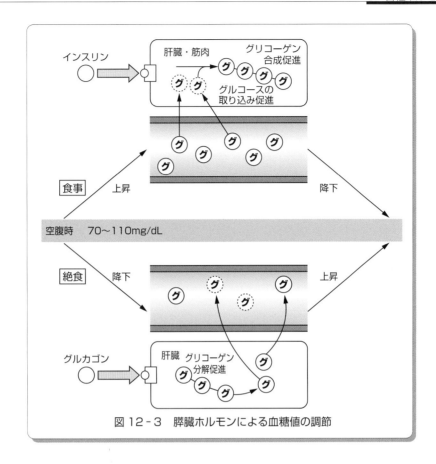

図 12 - 3 　膵臓ホルモンによる血糖値の調節

脂肪組織では中性脂肪の合成を促進させる。インスリンは，血糖値を降下させる働き
をする唯一のホルモンである。

（2）グルカゴン

　空腹状態が続き血糖値が降下すると，膵臓の α（A）細胞からグルカゴンが分泌さ
れる。グルカゴンは肝細胞の受容体に結合し，グリコーゲンの分解を促進する。分解
によって生じたグルコースが血中に放出されることで，血糖値を上昇させる。また，
グルカゴンは，肝臓におけるグリコーゲン合成を抑制したり，アミノ酸からの糖新生
を促進したりすることでも血糖値を上昇させることができる。

（3）アドレナリン

　血糖値が降下すると，副腎髄質からアドレナリンが分泌される。アドレナリンは肝
細胞の受容体に結合し，グリコーゲンの分解を促進することで血糖値を上昇させる。
また，筋肉においてもグリコーゲンの分解を促進し，エネルギー産生に使うことで，
血糖値の降下を抑制する（ただし，筋肉ではグルコースは産生されないため，血糖値を上
昇させることはない）。

また，アドレナリンには血糖値を調節する作用以外にも，心臓の心拍出量増加を促して血圧を上昇させる作用や，脂肪細胞に蓄積されている中性脂肪の分解を促す作用がある。

3.2　血中カルシウム濃度を調節するホルモン

体内のカルシウムの99％は骨に存在するが，残りは細胞内や血液中にイオンとして存在し，情報伝達や血液凝固，酵素反応に重要な役割を担っている。血中のカルシウムイオン（Ca^{2+}）濃度は1.1〜1.3 mMの範囲で，ホルモンの働きによって厳密に保たれている。

（1）副甲状腺ホルモン（PTH，パラトルモン）

血中のCa^{2+}濃度が降下すると，副甲状腺の主細胞から副甲状腺ホルモンが分泌される。副甲状腺ホルモンは，骨において骨吸収（骨からのカルシウム放出）を促進し，腎臓においてカルシウムの再吸収を促進することで通常の濃度まで上昇させる。また，ビタミンDを活性化することで小腸でのカルシウム吸収を促進させる。

（2）カルシトニン

血中のCa^{2+}濃度が上昇すると，甲状腺のC細胞からカルシトニンが分泌される。カルシトニンは，骨においては破骨細胞の働きを抑えることで骨からカルシウムが遊離するのを防ぎ，腎臓においては尿細管での再吸収を抑制することで尿中への排泄を促す。これらの作用の結果として，血中のカルシウム濃度は通常の濃度まで降下する。

3.3　女性の性周期を調節するホルモン（図12-4）

女性の性周期とは，月経に始まり卵胞の成熟，排卵，黄体の形成，黄体の退化を経て次の月経が繰り返される周期のことで，1サイクルは28日間である。この周期の進行は，ホルモンによって調節されている。

（1）性腺刺激ホルモン放出ホルモン（GnRH，ゴナドトロピン放出ホルモン）

女性の性周期は，視床下部からGnRHが分泌されることから始まる。GnRHは下垂体前葉に届けられ，性腺刺激ホルモンである卵胞刺激ホルモンおよび黄体形成ホルモンの分泌を促す。また，GnRHはこの後に卵胞から分泌されるエストロゲンによる負のフィードバック調節を受けており，エストロゲンが分泌され始めるとGnRHの分泌は抑制される。

（2）卵胞刺激ホルモン（FSH）

FSHはGnRHの刺激を受けて下垂体前葉から血液中に分泌され，全身を循環して

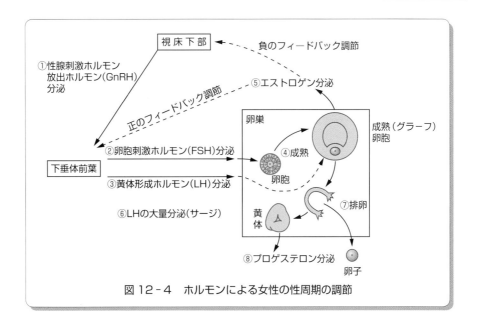

図 12-4　ホルモンによる女性の性周期の調節

卵巣に届けられる。卵巣に届いた FSH は卵胞の顆粒細胞にある受容体に結合し，増殖を促すことで卵胞を成熟させる。また，FSH は顆粒細胞から女性ホルモンであるエストロゲンの分泌を促す。

（3）黄体形成ホルモン（LH）

LH は GnRH の刺激を受けて下垂体前葉から分泌され，FSH と同様に卵巣で作用し，卵胞からのエストロゲン分泌を促す。また LH は，卵胞からのエストロゲン分泌によって正のフィードバック調節を受けており，下垂体前葉にエストロゲンが届けられると LH の大量分泌（LH サージ）が促される。卵巣がこの LH サージの刺激を受け取ることにより，排卵が起こる。

（4）エストロゲン

エストロゲンは，卵胞の顆粒細胞などから分泌されるエストロン，エストラジオール，エストリオールの総称であり，性周期の調節においてエストロゲンは視床下部や下垂体に届けられ，それぞれのホルモンに対して負のフィードバック調節を行う。しかし，卵胞の成熟に伴い大量のエストロゲンが分泌されると，前項の LH サージが引き起こされ，排卵が起こる。エストロゲンは，子宮内膜の増殖（子宮内膜を厚くする）を促す役割もある。

エストロゲンはこの他にも，骨吸収の抑制，骨形成の促進，血管壁の強化，血中HDL コレステロールの増加，血中中性脂肪および LDL コレステロールの減少など，全身で多種多様な役割を担っている。

（5）プロゲステロン

　排卵後の卵胞から形成される黄体から，プロゲステロンは分泌される。まず子宮内膜に作用し，粘液の分泌を促進して着床に備える。妊娠しなかった場合は黄体が退化し，12～14日ほどでプロゲステロンは分泌されなくなる。これが引き金となり，子宮内膜が脱落して月経が始まる。妊娠した場合は，胎盤から分泌されるヒト胎盤性ゴナドトロピン（hCG）の作用により黄体からのプロゲステロン分泌が持続することで，子宮内膜は維持される。

3.4　消化管の働きを調節するホルモン

　口から摂取された食べ物は，消化管（口腔，食道，胃，小腸，大腸）を通りながら消化され，吸収される。その消化管の働き（消化液の分泌や運動など）は，消化管自身が分泌するホルモンによって調節されている。

（1）ガストリン

　ガストリンは，胃の幽門前庭部のG細胞で産生される。胃に食物が入ってくると分泌が促進され，胃底腺の壁細胞に作用して塩酸（胃酸）の分泌を刺激する。胃酸やセクレチンが分泌されると負のフィードバック調節がかかり，分泌が抑制される。

（2）セクレチン

　セクレチンは，十二指腸粘膜のS細胞で産生される。胃の内容物（胃酸によって酸性の状態）が小腸に入ってくることで分泌が促進され，膵臓に作用して膵液の分泌を刺激し，胃酸を中和する。また，セクレチンはガストリンの分泌を抑制したり，コレシストキニンの分泌を促進したりする。

（3）コレシストキニン

　コレシストキニンは，十二指腸や空腸上部の粘膜のI細胞で産生される。胃から脂肪あるいはアミノ酸が小腸に入ってくることで分泌が促進され，膵臓に作用して消化酵素の分泌を刺激する。また，胆嚢を収縮させることで胆汁の分泌を促進する。

1．ホルモンの作用機序の記述として正しいものをすべて選びなさい。

①ホルモンは，血流によって目的の器官に届いてその機能を調節する物質である。

②アミノ酸誘導体ホルモンには，インスリンやグルカゴンなどがある。

③ステロイドホルモンは，コレステロールを原料にしてつくられる。

④すべてのホルモンは細胞膜を通過できないので，作用するためには細胞表面の受容体に結合する必要がある。

⑤Ｇたんぱく質共役型受容体は，ホルモンが結合するとチャネルが開いてイオンを細胞内に取り込む。

2．ホルモン分泌の調節機構の記述として正しいものをすべて選びなさい。

⑥副甲状腺ホルモンは，血中のカルシウムイオン濃度が増加すると分泌が促進され，濃度を降下させる。

⑦ホルモンの働きによって現れた作用が他のホルモンの分泌を調節する機構を，フィードバック調節という。

⑧ホルモンの基礎分泌には，昼夜の差がない。

3．各種ホルモンの働きの記述として正しいものをすべて選びなさい。

⑨インスリンは，食後に分泌量が増加して血糖値を降下させる働きをする。

⑩グルカゴンは，グリコーゲンの分解を促進することで血糖値を上昇させる。

⑪カルシトニンは，骨において骨吸収を促進させる。

⑫卵胞刺激ホルモンは，エストロゲンの分泌を促す。

⑬プロゲステロンの分泌をきっかけとして月経が起こる。

⑭ガストリンは，胃酸の分泌を抑制する。

⑮コレシストキニンは，膵臓からの消化酵素の分泌を促進する。

解答：① ③ ⑦ ⑩ ⑫ ⑮

体内での情報伝達

　生物は体内環境を安定にするため，外部あるいは内部から感知した情報を正確に他の器官へ伝達する必要がある。その手段は2つあり，1つは本項で取り上げた内分泌系，もう1つは神経系による伝達である。

　神経伝達は，神経線維という体内に張り巡らされたネットワークを通じで伝えるもので，いわば有線の通信である。通信速度は速いが，線が引かれていないところには伝達できない。一方，内分泌物質による伝達は血流によって届けられるので，速度は遅いが全身に届けることができる。また，内分泌物質の量を調節することで，信号を強めたり弱めたりすることができる。

　体内では，伝える情報の種類や内容によって，これらの手段が使い分けられている。

用 語 集

CoA　Coenzyme A（補酵素 A）の略。パントテン酸とアデノシン二リン酸，および 2-メルカプトエチルアミンから構成されている。アセチル基の転移に重要な役割をはたす。

CoQ　Coenzyme Q（ユビキノン，補酵素 Q）の略。電子伝達系において電子を受け取り複合体Ⅲに電子を渡す必須成分である。ミトコンドリア内膜に局在し，イソプレン骨格をもつ脂溶性の補酵素である。哺乳類の多くに存在する型（$C_{59}H_{90}O_4$）はイソプレン側鎖の炭素数が10であり CoQ10 と書く。

DNA　デオキシリボ核酸（Deoxyribonucleic acid）の略。アデニン(A)，グアニン(G)，シトシン(C)，チミン(T) の塩基からなるデオキシリボヌクレオチドの複合体。ヒトの DNA は通常，2 本の逆平行鎖がアデニン(A)–チミン(T) 間，グアニン(G)–シトシン(C) 間の水素結合によりらせん構造が保たれている。

DNA ポリメラーゼ　鋳型となる核酸に対して相補的な DNA 鎖を合成する酵素。合成反応は，5′から 3′方向に進む。DNA を鋳型とする場合，DNA 依存性 DNA ポリメラーゼといい，2 本鎖 DNA の複製に中心的にかかわる。この DNA ポリメラーゼはデオキシリボヌクレオチドの付加活性に加えて，切断（エキソヌクレアーゼ）活性ももつ。RNA を鋳型とする場合は RNA 依存性 DNA ポリメラーゼといい，逆転写酵素やテロメラーゼが含まれる。

FAD　フラビンアデニンジヌクレオチド（Flavine adenine dinucleotide）の略。脱水素酵素（酸化還元酵素）の補酵素として働き，水素を受け取ると FADH2 となる。

HMG-CoA（3-ヒドロキシ-3-メチルグルタリル CoA）　3 分子のアセチル CoA が順に縮合して合成される。コレステロールやケトン体代謝の中間体である。

HMG-CoA レダクターゼ　コレステロール合成反応の律速酵素である。コレステロールによりフィードバック阻害される。

MHC 分子　MHC は主要組織適合抗原遺伝子複合体の意味で，細胞膜上に存在するたんぱく質である。自分と他人を区別する名札の役割をする。免疫以外でも臓器移植のときの拒絶反応などにも関係する。

mRNA（メッセンジャー RNA）　たんぱく質合成時にアミノ酸配列情報を指定する RNA 分子。DNA から転写により合成される mRNA 上の遺伝情報は，アミノ酸配列情報に翻訳されてたんぱく質が合成される。

NAD　ニコチンアミドアデニンジヌクレオチド（Nicotinamide adenine dinucleotide）の略。ニコチン酸アミド。ニコチン酸（ナイアシン）から合成される。脱水素酵素（酸化還元酵素）の補酵素として働き，水素を受け取ると NADH となる。

NADP　ニコチンアミドアデニンジヌクレオチドリン酸（Nicotinamide adenine dinucleotide phosphate）の略。酸化型の $NADP^+$ と還元型の NADPH が存在し，電子や水素を運ぶ役割をもつ。

N-アセチルガラクトサミン　ガラクトースから誘導された単糖。結合組織であるヒアルロン酸やコンドロイチン硫酸の材料。

N-アセチルグルコサミン　グルコースにおける 2 位のヒドロキシ基 [-OH] がアセチルアミノ基 [-CH₃CONH] に置換された単糖。結合組織であるヒアルロン酸やコンドロイチン硫酸の材料。

RNA　リボ核酸（Ribonucleic acid）の略。アデニン(A)，グアニン(G)，シトシン(C)，ウラシル(U) の塩基からなるリボヌクレオチドの複合体。ヒトの場合，メッセンジャー RNA（mRNA），転移 RNA（tRNA），リボソーム RNA（rRNA）の 3 種類が代表的な RNA である。

RNA ポリメラーゼ　RNA 鎖を合成する酵素。転写反応において，RNA ポリメラーゼは，2 本鎖 DNA の一方の鎖のデオキシリボヌクレオチド配列（塩基配列）を相補的なリボヌクレオチド配列に写し変えていく。合成反応は，5′から 3′方向に進む。ヒトを含む真核生物では 3 種類の RNA ポリメラーゼが存在する。RNA ポリメラーゼ I は，5SrRNA を除く rRNA（リボソーム RNA）前駆体，RNA ポリメラーゼ II は mRNA（メッセンジャー RNA）前駆体，RNA ポリメラーゼ III は tRNA（転移 RNA）と 5SrRNA の転写を行う。

rRNA（リボソーム RNA）　たんぱく質合成（翻訳）の場となるリボソームを構成する RNA で，細胞内で最も大量に存在する RNA 分子である。リボソーム重量の 60％ は rRNA が占める。rRNA 自身が触媒活性（リボザイム活性）をもつことが特徴であり，翻訳時に mRNA と tRNA の相補的な結合を制御し，アミノ酸が 1 つずつ結合していく過程にかかわる。

TDP　チアミン二リン酸（Thiamine diphosphate）の略。チアミンピロリン酸（Thiamine pyrophosphate, TPP）ともいう。酸化還元酵素の補酵素として働く。ビ

タミン B1（チアミン）の活性型である。

tRNA（転位 RNA，トランスファー RNA）　たんぱく質を合成するときに，リボソームにアミノ酸を運ぶ特別な RNA 分子。20 種類のアミノ酸それぞれに特異的な tRNA が存在する。

α-1,4 結合　糖同士の結合様式の 1 つ。アノマー α 型の単糖同士が 1 位と 4 位でつながる結合様式。

α-1,6 結合　糖同士の結合様式の 1 つ。アノマー α 型の単糖同士が 1 位と 6 位でつながる結合様式。

α-アミノ酸　たんぱく質を構成するアミノ酸。天然に存在するもののほとんどは，L-α-アミノ酸である。一方，β-アラニン，γ-アミノ酪酸，δ-アミノレブリン酸等の，たんぱく質を構成しないアミノ酸（たんぱく質非構成アミノ酸）もある。

α-リポ酸　リポ酸（チオクト酸）は，ミトコンドリア内で合成される。硫黄を 2 個含む有機硫黄化合物である。リポ酸の還元型をジヒドロリポ酸という。これらはミトコンドリアのエネルギーおよびアミノ酸代謝にかかわる酵素複合体の一部として機能する。

β-1,4 結合　糖同士の結合様式の 1 つ。アノマー β 型の単糖同士が 1 位と 4 位でつながる結合様式。

γ-カルボキシグルタミン酸　血液凝固因子（プロトロンビン）のアミノ酸残基として知られ，血液凝固活性の調節に重要な役割を担っている。

あ

アイソザイム　たんぱく質の構造や性質は異なるが，同じ基質に対して触媒として作用するもの。

アシル CoA　脂肪酸と CoA がチオエステル結合したものである。β 酸化において脂肪酸は，まずアシル CoA という活性型になる。

アシルグリセロール　単純脂質の代表的なもので，アルコールの部分がグリセロールのものをアシルグリセロールという。グリセロールに脂肪酸が 3 個結合したものをトリアシルグリセロールまたはトリグリセリドといい，脂肪酸が 2 個結合したものをジアシルグリセロール（ジグリセリド），1 個結合したものをモノアシルグリセロール（モノグリセリド）という。

アセチル化　有機化合物中にアセチル基［-CH₃CO］が導入されること。

アデニン　ヌクレオチドを構成する塩基の 1 つで，A と表記される。チミン（T）またはウラシル（U）と相補的なペアを形成する。

アドレナリン（エピネフリン）　副腎髄質から分泌されるホルモンである。肝臓や筋肉のグリコーゲンを分解し，血糖値を上昇させる。また，脂肪組織でトリアシルグリセロールの分解を促進する。

アノマー　単糖が環状構造をとった場合，新たに生

じる光学異性体のこと

アポ酵素　酵素から補因子を除いたたんぱく質のみの部分。触媒作用をもたない。

アミノ糖　分子内のヒドロキシ基［-OH］がアミノ基［-NH2］に置換された糖。

アミロース　デンプンに含まれる多糖類の一種。グルコースが直鎖上につながり，らせん構造をとる。通常のデンプンに 20〜25% 含まれる。

アミロペクチン　デンプンに含まれる多糖類の一種。グルコースが直鎖上につながるほかに，α-1,6 結合によって枝分かれした網状の構造をとる。通常のデンプンに 75〜80% 含まれる。

アルコール　炭化水素の水素原子をヒドロキシ基［-OH］で置換した化合物。

アルデヒド基　官能基の一種［-CHO］。

アルドース　アルデヒド基［-CHO］をもつ単糖。

アルブミン　肝臓で合成されるたんぱく質であり，血漿中に高濃度に存在する。血中の難溶性物質である脂肪酸，ホルモン，胆汁色素などと特異的に結合し，これらを輸送する。

アロステリック効果　酵素の活性部位とは異なる場所に物質が結合することにより，酵素の構造が変化して活性化または不活性化すること。

アンジオテンシン　血圧上昇（昇圧）作用をもつ生理活性ペプチド。腎血圧低下に伴い，腎臓から分泌されるレニンの作用を受けて生成され，血圧を上昇させる他，副腎皮質からアルドステロンを分泌させて腎臓のナトリウム再吸収を促進して血液量を増加させる（レニン-アンジオテンシン系）。

アンチコドン　コドンに相補的なヌクレオチド配列（塩基配列）。tRNA 上に配置される。

異性体　化合物のうち，分子式は同じだが，構造が異なる物質同士のこと。

イソマルトース　2 分子のグルコースが α-1,6 結合したもの。デンプンやグリコーゲンの枝分かれ部分に相当する。

遺伝暗号（遺伝コード）　ヌクレオチド配列（塩基配列）をアミノ酸配列に翻訳するための 3 文字のリボヌクレオチド配列（コドン）。メチオニンと対応するコドンは，5′-AUG-3′ である。メチオニンを除いた 19 種類のアミノ酸は，複数の特異的コドンと対応している。コドンとアミノ酸の対応関係を示した一連の表を，遺伝暗号表という。

遺伝子（ジーン）　たんぱく質を合成するための情報が記録されている DNA 領域。

遺伝子発現　DNA や mRNA にコードされたヌクレオチド配列からたんぱく質が合成される過程。

インスリン　血糖の上昇に伴い，膵臓ランゲルハンス島（膵島）のβ細胞から分泌されるホルモン。グリコーゲンの合成・分解を，それぞれ促進・抑制し，血糖を下げる。血糖を低下させるホルモンはインスリンのみである。

イントロン　たんぱく質を合成するためのアミノ酸配列情報が含まれない遺伝子の領域。介在配列ともいう。

ウラシル　リボヌクレオチドを構成する塩基の1つで，Uと表記される。アデニン（A）と相補的な対を形成する。

ウロン酸　アルドースの炭素鎖末端にあるヒドロキシメチル基［-CH₂OH］が酸化され，カルボキシル基［-COOH］となったカルボン酸の総称。

エイコサノイド　炭素数20の多価不飽和脂肪酸（ジホモ-γ-リノレン酸，アラキドン酸，エイコサペンタエン酸）が酸化されてできる生理活性物質である。プロスタグランジン，トロンボキサン，ロイコトリエンなどがある。

エキソン　たんぱく質を合成するためのアミノ酸配列を指令するための遺伝子領域。

塩基対形成　DNAを構成するヌクレオチドの塩基は，アデニン（A）とチミン（T）との間，グアニン（G）とシトシン（C）との間で水素結合によるペアをつくる。

オータコイド　生体内で局所的に生成されて作用する生理活性ペプチドのうち，ホルモンおよび神経伝達物質以外のもの。ヒスタミン，セロトニン，プロスタグランジンなどがある。

か

核酸　ヌクレオチドが鎖状に結合した高分子化合物であり，DNA（デオキシリボ核酸）とRNA（リボ核酸）がある。DNAを構成する基本単位はデオキシリボヌクレオチドであり，RNAを構成する基本単位はリボヌクレオチドである。

加水分解　反応物に水が反応し，分解生成物が得られる反応。

ガストリン　胃の幽門前庭部に存在するG細胞から分泌されるホルモン。胃酸の分泌やペプシノーゲン分泌を促進する。

活性化エネルギー　化学反応が起こるために必要なエネルギーのこと。基質が生成物に変わるために越えなければならないエネルギーの山のようなもの。

活性部位　酵素の中にある，基質が結合する部位。基質が活性部位に結合すると，酵素は基質に対して触媒作用を示し，化学反応が起こる。

ガラクトース　アルドース，六炭糖に分類される単糖の一種。ラクトースの構成成分。

カルシトニン　カルシウム調節ホルモン。副甲状腺ホルモンに拮抗し，血中カルシウム濃度を下げ，骨吸収

を抑制する。カルシトニン，パラトルモン，活性型ビタミンDの3種をカルシウム代謝調節ホルモンと呼んでいる。

カルボン酸　カルボキシル基［-COOH］をもつ化合物。

管腔内消化　消化管で行われる消化のこと。

環状構造（環式化合物）　主に有機化学において構成する原子が環状に結合した化合物のこと。

官能基　有機化合物を特性づける原子団のこと。

基質　酵素の作用を受ける物質。

基質特異性　酵素が特定の基質とのみ結合する性質。

キャップ構造の付加　mRNAの前駆体に対して行われる最初の修飾反応。mRNA前駆体の5′末端に7-メチルグアノシンが付加修飾されることによりヌクレアーゼに対して抵抗性が生じ，mRNAの安定性が向上する。このため翻訳の効率的な開始が可能となる。

グアニン　ヌクレオチドを構成する塩基の1つで，Gと表記される。シトシン（C）と相補的なペアを形成する。

グリコーゲン　動物の貯蔵多糖。ほとんどすべての細胞に存在するが，特に肝臓［最大5～6%］や筋肉［0.5～1%］に多い。

グリコシド結合　炭水化物分子同士，もしくは炭水化物分子と別の有機化合物とが脱水縮合して形成する共有結合のこと。

グリセルアルデヒド　アルドース，三炭糖に分類される単糖。最小炭素数の単糖

グルカゴン　血糖の低下などに伴い，膵臓ランゲルハンス島（膵島）のα細胞から分泌されるペプチドホルモン。グリコーゲンの合成・分解を，それぞれ抑制・促進し，血糖を上げる。また，脂肪組織でトリアシルグリセロールの分解を促進する。他の血糖を上げるホルモンには，アドレナリン（アミノホルモン），コルチゾール（ステロイドホルモン），成長ホルモンがある。

グルクロン酸　グルコースのウロン酸。グルクロン酸経路の中間産物であり，結合組織であるヒアルロン酸やコンドロイチン硫酸の材料。

グルコース　アルドース，六炭糖に分類される単糖の一種。別名ブドウ糖。血糖の他，二糖類や多糖類を構成する重要な単糖。

グルコース輸送体（グルコーストランスポーター）　細胞膜を通過できないグルコースのような単糖を細胞膜の反対側に通過させる膜貫通たんぱく質。多くの種類があり，グルコースだけでなくフルクトースやガラクトースなどの単糖も輸送する。

グルコマンナン（コンニャクマンナン）　コンニャクの主成分となっているヘテロ多糖。

クロマチン　染色体を形成するDNAとたんぱく質

の複合体。

結合組織　　動物体の中で他の臓器や組織を支えたり，臓器と臓器，組織と組織などを結合させたり空隙を埋めたりしている組織。コラーゲンやエラスチンなどが主成分。

ケトース　　ケトン基 [>C＝O] をもつ単糖。

解毒反応　　体外からの吸収や代謝により体内で生じた毒性物質の毒性を低下させ，物質の水溶性を高めて腎臓から尿へ排泄しやすいかたちに変換する反応。主に肝臓で行われる。

ケトン基　　官能基の一種。[>C＝O]。

ケトン体　　アセト酢酸，3-ヒドロキシ酢酸，アセトンの総称である。飢餓あるいは糖尿病の際に，アセチル CoA から合成される。

ゲノム　　生物に必要なすべての遺伝子情報を含めたもの。

嫌気的条件　　酸素の介在を伴わない条件。あるいは酸素のない状態。

高エネルギーリン酸結合（高エネルギーリン酸化合物）　　リン酸化合物のリン酸基を含む結合が切断されると自由エネルギーが放出される。一般的なリン酸化合物に比べて高いエネルギーを放出する場合があり，このときのリン酸基の結合を高エネルギーリン酸結合といい，これをもつ化合物を高エネルギーリン酸化合物という。

光学異性体　　異性体のうち，立体配置は同じであるが，右手と左手のような鏡像の関係となるもの。

好気的条件　　酸素の介在を伴う条件。酸素が十分にある条件。

酵素　　体内で行われる化学反応を促進する作用をもつたんぱく質（例外として，RNA のなかにも触媒作用をもつものがある）。生体触媒とも呼ばれる。

五炭糖　　炭素数5個の単糖。ペントース。

コドン　　特定のアミノ酸を指定する DNA 配列中の連続した3つのヌクレオチド配列（塩基配列）情報。

コレステロール　　誘導脂質の代表的なもので，ステロイド骨格にヒドロキシ基（-OH）が結合したステロール骨格をもち，動物性油脂中のステロール類の大部分を占める。

コンドロイチン硫酸　　グルクロン酸と N-アセチルガラクトサミンの二糖が繰り返される長鎖に，硫酸が結合した構造をもつ。結合組織に含まれるヘテロ多糖。

さ

最大速度　　酵素反応の速度は，基質濃度が高くなるにつれ増加するが，限界があるため一定の速度に近づく。その速度を最大速度という。

サイトカイン　　細胞から分泌される生理活性ペプチドで，細胞間相互作用に関与する。免疫や炎症反応，細胞増殖などを制御する。インターロイキンやインターフェロンなどがある。

細胞質基質（細胞質ゾル）　　真核細胞は核と細胞質からできている。細胞質のうち細胞内小器官（ミトコンドリア，ゴルジ装置等）を除いた部分のこと。

鎖状構造（鎖式化合物）　　化学において，直線状で環が1つもない分子構造の化合物のこと。

サブユニット　　複数のたんぱく質によって構成されるたんぱく質複合体の構成単位となる単一のたんぱく質分子（ポリペプチド鎖）。

三炭糖　　炭素数3個の単糖。トリオース。

脂質　　一般に水に溶けず，エーテルやクロロホルムなどの有機溶媒に溶ける性質をもつ有機化合物。主に炭素，水素，酸素の3種類の元素からできている。脂質には多くの種類があるが，化学構造によって，①単純脂質，②複合脂質，③誘導脂質の3種類に大別される。

至適 pH　　酵素が最もよく作用する pH のこと。生体内で働く酵素は至適 pH が中性付近のものが多いが，ペプシン（至適 pH1〜2）などの例外もある。

至適温度　　酵素が最もよく作用する温度のこと。化学反応は温度が高いほうがよく進むが，温度が高くなりすぎると酵素は変性を起こすため，機能しなくなっていく。

シトクロム c（Cytochrome c：cyt c）　　ミトコンドリアの内膜に結合しているヘムたんぱく質。電子伝達系において複合体Ⅲから1電子を受け取り，複合体Ⅳに電子を引き渡す。

シトシン　　ヌクレオチドを構成する塩基の1つで，C と表記される。グアニン(G)と相補的なペアを形成する。

シトルリン　　尿素回路を構成するアミノ酸の一種。アルギニンからの尿素の生成過程で生じる。スイカに多く含まれる。

ジヒドロキシアセトン　　ケトース，三炭糖に分類される単糖。最小炭素数の単糖。

脂肪酸　　誘導脂質の代表的なもので，天然の脂肪を加水分解して得られるモノカルボン酸。メチル基（-CH_3）から始まる炭化水素鎖にカルボキシル基（-COOH）が結合した構造をしている。生体内では炭素数2個の単位で合成されるため，大部分の脂肪酸の炭素数は偶数個である。

自由エネルギー　　物質自体がもつ内部エネルギーのうち，生命現象などの仕事に変えられるエネルギーを指す。

常染色体　　性決定にかかわらない染色体。

小腸粘膜上皮細胞　　小腸を構成する細胞のうち，栄養素の吸収にかかわる細胞。

触媒　　化学反応の際に，その反応を促進させるが自らは変化しない物質。

滲出液　組織や細胞からしみ出た組織液のこと。

スクラーゼ　小腸粘膜上皮細胞の微絨毛膜に存在する酵素。マルトースをグルコースとフルクトースに分解する。

スクロース　別名ショ糖。グルコースとフルクトースで構成される二糖類の一種。砂糖の主成分。

スプライシング　転写後の前駆体 mRNA からイントロンを除去し，たんぱく質への翻訳を可能にするためエクソン同士を連結して成熟型 mRNA とする過程。ヒトを含む真核生物では，mRNA の他に，一部の tRNA や一部の rRNA の前駆体合成の後にも起こる。

セカンドメッセンジャー　ホルモンなどが受容体に結合することで，細胞内の別の物質が新たにつくられ，あるいは活性化されて連鎖反応的に情報が伝達される。この仲介をする物質をセカンドメッセンジャーと呼び，サイクリック AMP（cAMP）の他，カルシウムイオンやサイクリック GMP（cGMP）などがある。

セクレチン　十二指腸や近位空腸に存在する S 細胞から分泌されるホルモン。胃酸の刺激により分泌され，膵臓の重炭酸と水の分泌を促進して内容物を中和する。

セルロース　植物体を構成する多糖類。植物における細胞壁の主成分で，食品における食物繊維の主成分。

染色体　ヒトを含む真核生物では，核内の DNA はヒストンと呼ばれる DNA 結合たんぱく質とともに複合体を形成している。この複合体をクロマチンという。細胞分裂のときに，クロマチンは凝集した棒状の構造体となる。この凝集体は塩基性色素で染めて顕微鏡下で観察できることから染色体という。ヒトは細胞内に 46 本の染色体をもつ。そのうち 44 本は常染色体であり，2 本は性染色体である。

先天的な遺伝子疾患　生まれつきの遺伝子の異常が原因になって起きる疾患のこと。

た

ターミネーター領域　遺伝子の転写反応を終結させるために必要な DNA 領域。

脱水縮合　分子と分子から水 [H_2O] が離脱することにより，分子と分子が結合する反応のこと。

脱リン酸化　有機化合物からリン酸基 [$-PO_4^{2-}$] を脱離すること。酵素活性の調節などの際に行われる。

多糖類　グリコシド結合によって単糖分子が多数重合した物質の総称。

胆汁酸　誘導脂質の 1 つ。コール酸やデオキシコール酸などがあり，コレステロールの代謝物で肝臓から分泌される胆汁に含まれている。

単純脂質　脂肪酸とアルコールがエステル結合したもの。

単純多糖類 [ホモ多糖類]　多糖類のうち，同一の単糖のみで構成された多糖類のこと。

炭水化物　炭素を含む有機化合物のなかのアルコールの一種で，炭素（C）と水（H_2O）が結合した化合物 [$C_m(H_2O)_n$]。

単糖　糖質の基本となる最小の分子単位。

チミン　デオキシリボヌクレオチドを構成する塩基の 1 つで，T と表記される。アデニン（A）と相補的なペアを形成する。

デオキシリボース　アルドース，五炭糖に分類される単糖の一種。DNA の構成成分。

テロメア　ヒトを含む真核生物の染色体の末端領域。ヒトでは 5′-TTAGGG-3′ という塩基配列が数百回繰り返された構造的特徴をもつ。細胞が分裂されるたびにテロメア領域が短くなることが，細胞分裂の回数（細胞の寿命）を規定していると推察されている。繰り返し配列の付加にかかわる酵素をテロメラーゼといい，がん細胞ではテロメラーゼが働くため細胞分裂のたびにテロメアは短くならない。

転写　DNA 上の塩基配列情報を RNA 上の塩基配列情報に写し取られる過程をいう。特定の遺伝子 DNA から転写される RNA は，たんぱく質合成に必要な mRNA（メッセンジャー RNA）の他に，tRNA（転移 RNA）や rRNA（リボソーム RNA）が含まれる。

デンプン　植物の貯蔵多糖。アミロースとアミロペクチンと呼ばれる 2 つの物質の混合物からなる。

糖鎖　各種の糖がグリコシド結合によってつながり合った一群の化合物。

糖脂質　糖を結合した脂質。

糖質　炭水化物の一種で人体に吸収されてエネルギーとなるもの。

糖たんぱく質　たんぱく質を構成するアミノ酸の一部に糖鎖が結合したもの。

動的平衡状態　生体のある系に注目したとき，系への出入り速度が等しい状態のこと。

トリオース　炭素数 3 個の三炭糖。

な

二重らせん構造　2 本の DNA 鎖が，逆平行状に水素結合で保持されながららせん構造をとっている状態。

二糖類　単糖 2 つが結合してできた糖。

二倍体　核内の染色体が，2 本ずつ対で構成されている状態。

ヌクレオチド　DNA と RNA を構成する基本単位。五炭糖（ペントース）と塩基とリン酸から構成される。ヌクレオチドには，デオキシリボヌクレオチドとリボヌクレオチドがある。デオキシリボヌクレオチドを構成する五炭糖はデオキシリボースであり，塩基はアデニン（A），グアニン（G），シトシン（C），チミン（T）の 4 種

類である。リボヌクレオチドを構成する五炭糖はリボースであり，塩基はアデニン（A），グアニン（G），シトシン（C），ウラシル（U）の4種類である。

は

バソプレシン　抗利尿ホルモン（ADII）。血漿浸透圧の上昇，血液量の減少で分泌が促進される。視床下部で合成され，視床下部で合成され，脳下垂体後葉から分泌される。

パラトルモン　副甲状腺ホルモン（PTH）。カルシウム調節ホルモンであり，血中カルシウム濃度を上げ，骨吸収を促進する。

半保存的な DNA 複製　2本鎖 DNA の複製時に，親鎖 DNA のそれぞれの鎖が鋳型（テンプレート）となって新たな相補鎖が合成される。その結果，複製された2つの2本鎖 DNA には，元の親鎖が1本ずつ（半分ずつ）保存されていることになる。

ヒアルロン酸　グルクロン酸と N-アセチルグルコサミンからなる二糖単位の繰り返し長鎖構造をもつ。結合組織に含まれるヘテロ多糖。

ビオチン　ビタミン B 群に属する水溶性ビタミンの一種である。炭酸イオンの転移反応，二酸化炭素固定反応の補酵素として働く。

微絨毛　小腸の内壁に存在する突起である腸絨毛の小腸粘膜上皮細胞の更に表面に存在する，極小の突起のこと。

必須アミノ酸　体内で十分な合成ができず，外から取り入れる必要があるアミノ酸。一方，体内で合成でき，欠乏しないアミノ酸を非必須アミノ酸（可欠アミノ酸）という。

ヒドロキシプロリン　プロリンの γ 炭素原子に水酸基が結合したアミノ酸の一種。コラーゲンに比較的多く含まれる。

ヒドロキシメチル基　メチル基 [-CH$_3$] にヒドロキシ基 [-OH] が付加した構造の原子団 [-CH$_2$OH]。

ヒドロキシ基　官能基の一種 [-OH]。

フィードバック調節　一連の代謝経路のなかで，最終的な生成物が，代謝の最初のほうの反応を触媒する酵素を活性化または不活性化すること。

複合多糖類 [ヘテロ多糖類]　多糖類のうち，2種類以上の単糖やそれらの誘導体で構成された多糖類のこと。

複合脂質　単純脂質にリン酸や糖などが結合したもの。

複合糖質　糖にタンパク質や脂質などが結合したもの。

不斉炭素原子　異なる4個の原子または原子団がついた炭素原子。

物理的消化　固形状態の食物を咀嚼によって破砕する消化のこと。

フルクトース　ケトース，六炭糖に分類される単糖の一種。別名果糖。糖類のなかで最も甘みが強く，果汁や蜂蜜に多く含まれる。

プロテオグリカン　複合糖質の一種。特殊な構造をもつ糖とたんぱく質の複合体。

プロモーター領域　各遺伝子の転写反応を開始させるために必要な DNA 領域。転写開始点から 5′側に 10～35 bp（塩基対）遡った DNA 領域。一般に RNA ポリメラーゼは，プロモーターの認識や基底レベルの転写開始を調節する基本転写因子群と複合体を形成して DNA 上のプロモーター領域に結合し転写反応を開始する。

平衡状態（化学平衡）　可逆反応において，順方向の反応と逆方向との反応速度が釣り合っているために反応物と生成物の組成比がマクロ的に変化しないこと。

ヘキソース　炭素数6個の六炭糖。

ペプチドホルモン　ホルモンの作用を示すペプチド型ホルモン類。

ペントース　炭素数5個の五炭糖。

補因子　酵素のなかには，たんぱく質の部分だけでは触媒として作用せず，特定の物質を必要とするものがある。その物質を補因子という。補因子には，金属イオンや補酵素などがある。

補酵素　酵素反応に関与する低分子化合物のこと。

ホスファチジン酸（1,2-ジアシルグリセロール 3-リン酸）　ジアシルグリセロールの3位の炭素のヒドロキシ基に，リン酸が結合したものである。グリセロリン脂質の生合成における中間体である。

補体　病原体の排除を促進する一連のたんぱく質の総称。主に肝臓で合成され，血液中に存在する。補体たんぱく質は数十種類あり，これらがそれぞれ結合したり分解したりと連鎖反応を起こし，最終的に病原体の排除に働く。

ポリアデニル酸（ポリ A）尾部付加　ほとんどの真核生物では mRNA の 3′末端に 40～250 個のアデニンヌクレオチド鎖が付加される。この付加反応は，核内にある酵素ポリ A ポリメラーゼの作用によるもので ATP を基質とする。ポリ A 尾部（ポリ A テール）は，mRNA を安定化させ，核外への輸送を促進することで翻訳の効率を上げる。

ホロ酵素　アポ酵素に補因子が結合したもの。触媒作用をもつ。

翻訳　mRNA（メッセンジャー RNA）の塩基配列情報をアミノ酸配列情報に変換してたんぱく質が合成される過程をいう。

ま

膜消化　小腸の粘膜の刷子縁で行われる消化のこと。

マルターゼ　小腸粘膜上皮細胞の微絨毛膜に存在する酵素。スクロースをグルコース2分子に分解する。

マルトース　別名麦芽糖。2分子のグルコースで構成される二糖類の一種。水あめの主成分。

マンナン　マンノースを主な構成単位とする多糖類の総称。

マンノース　アルドース，六炭糖に分類される単糖の一種。天然には植物マンナンやゴムの構成成分として存在し，動植物の多くの糖たんぱく質の構成成分でもある。

ミカエリス定数　最大速度の2分の1の速度を与える基質濃度のこと。ミカエリス定数が小さいと，酵素と基質の親和性が高いことを示す。

ミトコンドリアのマトリックス　ミトコンドリアは外膜，内膜の二重膜構造をもつ。内膜に囲まれた空間をマトリックスといい，クエン酸回路，β-酸化などの酵素を含む。

メチル基　官能基の一種。メタン CH_4 から水素が1つとれたもの $[-CH_3]$

や・ら

有機化合物　炭素 $[C]$ を含んだ化合物。

誘導脂質　単純脂質や誘導脂質の加水分解物。

抑制性神経伝達物質　抑制性シナプスにおける化学伝達物質のこと。

ラクターゼ　小腸粘膜上皮細胞の微絨毛膜に存在する酵素。ラクトースをグルコースとガラクトースに分解する。

ラクトース　別名乳糖。グルコースとガラクトースで構成される二糖類の一種。哺乳類において乳汁に含まれる。

律速酵素　一連の代謝経路のなかで，最も遅い反応は，その代謝経路全体の速度を決定することになる。代謝経路のなかで最も遅い反応を律速段階といい，その反応を触媒する酵素を律速酵素という。

リブロース　ケトース，五炭糖に分類される単糖の一種。

リボース　アルドース，五炭糖に分類される単糖の一種。RNA，ATP，補酵素などの構成成分。

両性電解質　酸性溶液中では塩基，塩基性溶液中では酸として作用する電解質。

リン酸化　有機化合物にリン酸基 $[-PO_4^{2-}]$ を付加すること。酵素活性の調節などの際に行われる。

リン脂質　複合脂質の代表的なもので，アルコールと脂肪酸のエステルにリン酸基（リン酸＋塩基）が結合したものをリン脂質という。リン脂質のアルコール部分がグリセロールのものをグリセロリン脂質，スフィンゴシンのものをスフィンゴリン脂質という。リン脂質は，脂肪酸の炭化水素鎖の水に溶けにくい疎水性（親油性）部分と，リン酸基の水に溶けやすい親水性部分を合わせもつ両親媒性であり，乳化剤や，生体膜の構成成分として重要な役割を担っている。

リンパ液　リンパ管に流れ込んだ組織液のこと。

六炭糖　炭素数6個の単糖。ヘキソース。

索　引

〔編著者〕 (執筆分担)

岡 純 おか じゅん	東京家政大学健康科学部 名誉教授	序 章
曽根 英行 そね ひでゆき	新潟県立大学人間生活学部 教授	第1章
沼田 卓也 ぬまた たくや	戸板女子短期大学 教授	第5章

〔著 者〕(50音順)

大西 淳之 おおにし じゅんじ	東京家政大学家政学部 教授	第9章
加藤真由子 かとうまゆこ	大阪公立大学研究推進課 生物資源開発センター 研究員	第7章
神山 伸 かみやま しん	新潟県立大学人間生活学部 教授	第11章
萱嶋 泰成 かやしま やすなり	山梨学院短期大学 教授	第2章
小玉 智章 こだま ともあき	長崎短期大学 教授	第10章, 第12章
惟村 直仁 これむら なおひと	二葉栄養専門学校 専任講師	第6章3～5
治京 玉記 じきょう たまき	大阪夕陽丘学園短期大学 教授	第8章
萩原 民雄 はぎわら たみお	元相模女子大学短期大学部 教授	第6章1, 2, 6
平田 孝治 ひらた こうじ	西九州大学短期大学部 教授	第4章
森本 千恵 もりもと ちえ	松山東雲短期大学 教授	第3章

Nブックス
生化学の基礎

2020 年（令和 2 年）3 月 25 日　初版発行
2023 年（令和 5 年）1 月 30 日　第 4 刷発行

	岡		純
編著者	曽 根	英	行
	沼 田	卓	也
発行者	筑 紫	和	男

発行所　株式会社 建帛社
　　　　KENPAKUSHA

112-0011　東京都文京区千石 4 丁目 2 番15号
　　TEL　（03）3944－2611
　　FAX　（03）3946－4377
　　https://www.kenpakusha.co.jp/

ISBN 978-4-7679-0643-0 C3047　　　あづま堂印刷／ブロケード
ⓒ 岡純・曽根英行・沼田卓也ほか，2020.　　　Printed in Japan
（定価はカバーに表示してあります）

空腹時の肝臓では…

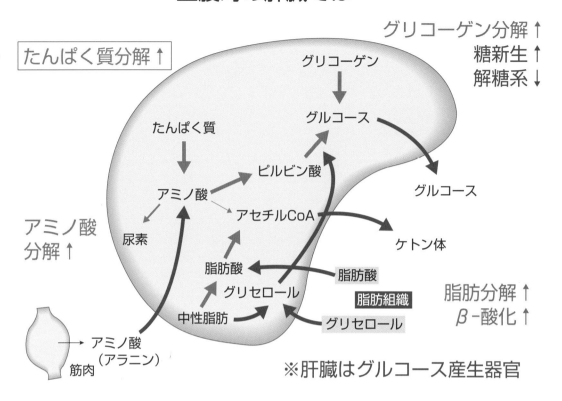

たんぱく質分解↑

グリコーゲン分解↑
糖新生↑
解糖系↓

アミノ酸
分解↑

脂肪分解↑
β-酸化↑

※肝臓はグルコース産生器官

摂食後の肝臓では…

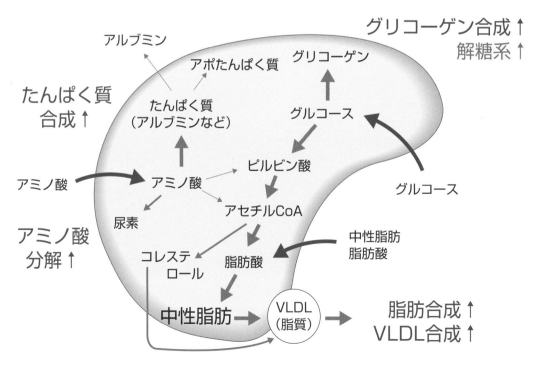

グリコーゲン合成↑
解糖系↑

たんぱく質
合成↑

アミノ酸
分解↑

脂肪合成↑
VLDL合成↑

アポたんぱく質：リポたんぱく質に必要なたんぱく質